养老护理员初级技能手册

黄 河 主编

金盾出版社

内 容 提 要

　　本书依据养老护理员国家职业技能标准中有关初级技能的要求编写，主要内容有：职业要求、必备常识、老人的生活照料、护理基本技能、康复护理技能、搬动老人及安全护理、老人心理健康和临终关怀与护理。

　　本书可作为初级养老护理员的工作手册，也可作为养老护理员培训和学习的参考用书。

图书在版编目（CIP）数据

　　养老护理员初级技能手册 / 黄河主编. － 北京：金盾出版社，2016. 12

　　ISBN 978-7-5186-1082-2

　　Ⅰ.①养… Ⅱ.①黄… Ⅲ.①老年人－护理学－技术手册 Ⅳ.①R473-62

　　中国版本图书馆 CIP 数据核字（2016）第 266176 号

金盾出版社出版、总发行

北京太平路 5 号（地铁万寿路站往南）

邮政编码：100036　电话：68214039　83219215

传真：68276683　网址：www.jdcbs.cn

封面印刷：北京印刷一厂

正文印刷：北京万博诚印刷有限公司

装订：北京万博诚印刷有限公司

各地新华书店经销

开本：850×1168 1/32　印张：6.5　字数：187 千字

2016 年 12 月第 1 版第 1 次印刷

印数：1～4 000 册　定价：21.00 元

≫ 前　言

　　近年来，家政服务业快速发展，一些家政服务企业正引领着这个行业经营上规模、服务上档次、管理上水平，不断提高家政服务的水平，推进家政服务业规范化、职业化发展。

　　随着人们生活水平的不断提高，家政服务员、育婴员和养老护理员更是日益紧俏。需求顾客的增加，他们的工资也在水涨船高，已经逼近白领。虽然市场正在走向规范化，但毕竟还是在摸索阶段，家政服务员缺乏专业性，素质管理缺乏系统性。由于从业人员整体素质水平参差不齐、专业知识匮乏，他们与用工方在工作内容上时有矛盾，现实生活当中存在的问题常难以调和。而且从业人员大部分为自学人员，没有经过专业的培训和学习，对家政服务和老人护理缺乏完整的认知，许多问题都需要加以正确的引导和管理。

　　基于养老护理人员业务技能的需要，编者根据自己多年的实际经验，编写了《养老护理员初级技能手册》。本书在编写上充分考虑了养老护理员的知识结构，形象具体地阐述了养老护理员应具备的职业知识和护理操作技能。本书内容全面、条理清晰、图文并茂、浅显易懂，有很强的针对性和实用性。

　　本书由中国康复医学会作业治疗委员会理事、广东省康复医学会作业治疗委员会常务理事、广东省康复医学会康复治疗专业委员会理事黄河主编，冯永华、陈素娥、李景安、林红艺、杨飞、赵静洁、唐晓航、陈海川、陈宇娇、陈运花、马会玲、马丽平、马晓娟、卢硕果、安建伟、滕晋参与了本书资料的收集和编写工作，滕宝红对全书内容进行了认真、细致的审核。

　　由于编者水平有限，加之时间仓促，疏漏之处在所难免，敬请读者谅解，并不吝赐教，批评指正。

编者

≫ 目　录

第一章　职业要求

第一节　岗位要求与职责 2
　　一、岗位要求 2
　　二、岗位职责 2
第二节　职业道德 4
　　一、尊老敬老 5
　　二、服务第一 5
　　三、遵章守法、自律奉献 5
第三节　工作细节 6
　　一、老人生活困难较多，照顾要有耐心 6
　　二、老人的饮食照顾要周到 6
　　三、老人的排泄照顾要细致、耐心 7
　　四、老人易发生睡眠障碍，需仔细观察和照顾 7
　　五、老人感官系统功能下降，需特殊照顾 7
　　六、老人安全保护 7
　　七、注意预防感染 8
　　八、随时注意观察老人的身体状况 9

第二章　必备常识

第一节　言谈举止常识 11
　　一、文明语言常识 11
　　二、行为举止常识 11

三、仪容仪表常识 13

四、面部表情常识 14

第二节 社交礼仪常识 14

一、人际交往礼仪常识 14

二、接待宾客常识 15

三、电话礼仪常识 15

四、生活习俗常识 16

第三节 安全保护专业常识 18

一、助行器的使用 18

二、扶助老人更换体位 20

三、保护用具的应用 21

四、预防意外事故 22

第四节 法律常识 23

一、公民的基本权利与义务 23

二、老年人权益保障法的知识 23

三、劳动法常识 24

四、妇女权益保障法常识 27

相关链接 老年人社会福利机构基本规范 28

第三章 老人的生活照料

第一节 饮食照料 38

一、老人饮食的原则 38

二、老人饮食的整体要求 38

三、老人的饮食种类与适用对象 39

四、治疗饮食的种类及适用对象 40

五、流质食物的制作 41

六、提高老人的食欲 42

七、老人用餐护理 44

八、照料老人饮水，预防脱水........................49

第二节　排泄护理..50

一、老人排泄物的观察................................50

二、老人如厕排泄护理................................54

三、老人使用移动式便器时的护理................55

四、老人使用尿壶、便盆、尿布时的护理........56

五、老人便秘的护理....................................60

六、老人腹泻的护理....................................63

七、老人尿失禁的护理................................64

　　相关链接　排便、排尿训练方法..............65

八、老人排便失禁的护理............................67

九、老人肠胀气的护理................................68

第三节　睡眠照料..70

一、老人睡眠的生理变化............................70

二、老人睡眠的护理....................................70

三、老人失眠的护理....................................72

四、健康引导与睡眠指导............................73

五、老人睡眠打鼾的护理............................74

　　相关链接　放松疗法............................75

六、老人睡觉引起腿脚抽筋的护理................75

第四节　清洁照料..77

一、照顾老人盆浴..77

二、给老人擦浴的护理................................79

三、护理老人洗脸..80

四、护理老人泡脚..81

五、老人会阴的清洁护理............................82

六、老人口腔的清洁护理............................83

七、为老人剃胡须..85

八、为老人护理头发....................................87

　　相关链接　使用吹风机吹发的正确方法........90

九、为老人修剪指（趾）甲的操作步骤 92

第四章　护理基本技能

第一节　用药照料 95
　　一、老人合理用药的必要性 95
　　二、老人用药的基本原则 95
　　三、中药的煎煮及服用护理 99
　　四、中成药的不同服药方法 102
　　五、不同种类口服药的服药护理 102
　　六、耳内用药的操作步骤 106
　　七、眼部用药的操作步骤 106
　　八、鼻腔滴药的操作步骤 108
　　九、舌下给药的操作步骤 109
　　十、直肠给药的操作步骤 109
　　十一、阴道给药的操作步骤 110
　　十二、皮肤给药的操作步骤 111
第二节　老人常见病的护理 112
　　一、高血压病的护理 112
　　二、心绞痛的护理 113
　　三、心肌梗死的护理 115
　　四、脑血管意外的护理 117
　　五、糖尿病的护理 119
　　六、呼吸道感染的护理 121
　　七、慢性支气管炎的护理 122
　　八、痛风的护理 123
　　九、帕金森病的护理 125
　　十、肺炎的护理 126
　　十一、老年痴呆的护理 127

第三节　冷疗应用护理 129

　　一、冷疗的作用 129

　　二、冷疗的临床应用 130

　　三、冷疗法的应用范围 130

　　四、用冰袋给老人降温的操作步骤 131

　　五、用冷毛巾给老人降温的操作步骤 131

　　六、用酒精擦拭给老人降温的操作步骤 132

第四节　热疗应用护理 132

　　一、热疗的临床作用 133

　　二、热疗的影响因素 133

　　三、热疗的禁忌有哪些 134

　　四、用温水给老人热疗的操作步骤 135

　　五、给老人热敷的操作步骤 136

第五章　康复护理技能

第一节　偏瘫康复护理 138

　　一、认识偏瘫 138

　　二、康复训练的时间选择、目标和效果 139

　　三、日常康复训练的类型 139

　　四、肩关节训练的操作步骤 140

　　五、肘关节训练的操作步骤 142

　　六、腕关节训练的操作步骤 142

　　七、指关节训练的操作步骤 143

　　八、髋关节训练的操作步骤 145

　　九、膝关节训练的操作步骤 146

　　十、踝关节训练的操作步骤 147

　　十一、坐位训练的操作步骤 148

　　十二、言语功能障碍康复训练的方法 149

十三、摄食和吞咽功能障碍康复的方法 149

第二节 活动和意外保护 150
　　一、老人运动注意事项 150
　　二、老人在运动中容易出现的情况 150
　　三、老人跌倒的预防与处理 151
　　四、烧伤及烫伤的预防与处理 154
　　五、老人擦伤、刺伤、割伤等的预防与处理 155
　　六、老人突然晕倒的预防与处理 157
　　七、洗澡时晕厥的预防与处理 158

第六章　搬动老人及安全护理

第一节 老人卧位护理 161
　　一、卧位的认知 161
　　二、由仰卧位向侧卧位变换的操作步骤 163
　　三、回到原来仰卧位的操作步骤 165
　　四、老人自己能抬起上半身的卧位变换的操作步骤 165
　　五、老人自己不能抬起上半身的卧位变换的
　　　　操作步骤 165
　　六、由仰卧位向起坐位变换的操作步骤 166
　　七、由仰卧位向端坐位变换的操作步骤 167
　　八、由端坐位向站立位变换的操作步骤 168

第二节 协助老人移动身体 169
　　一、协助老人移动身体的要点 169
　　二、协助老人移至床头的操作步骤 169
　　三、协助老人移至床边的操作步骤 170
　　四、协助老人坐移床边的操作步骤 170
　　五、协助老人下床及行走的操作步骤 171

第三节 老人坐轮椅护理 172

一、轮椅的正确乘坐方法 172
二、轮椅的打开与收起操作步骤 173
三、帮助老人坐轮椅的操作步骤 174
四、保护老人自己操作轮椅 175
五、护理员推轮椅 176
六、轮椅转移技术 177

第七章　老人心理健康和临终关怀与护理

第一节　老人心理健康 181
一、心理与生理健康的关系 181
二、老人容易出现的几种心理想法 181
三、人到老年的五种心理变化 182
四、影响老人心理健康的因素 182
五、老人心理健康的标准 183
六、老人保持心理健康的秘诀 184
七、老人保持良好身心状态的辅导要点 184
第二节　临终关怀与护理 185
一、临终和临终关怀的定义 185
二、临终老人生活护理的基本要求 186
三、不同类型临终老人的护理要点 187
四、要密切观察临终老人的体温、脉搏、呼吸变化 187
五、临终老人的护理 188
六、濒临死亡的体征观察 189
七、遗体照料 190
八、整理遗物 191

附录　养老护理员国家职业标准（2011年修订）（节选） 193

第一章 职业要求

☞ 岗位要求与职责

☞ 职业道德

☞ 工作细节

第一节　岗位要求与职责

国家职业标准把养老护理员定义为：对老年人生活进行照料、护理的服务人员，以老人为主要服务对象。其工作职责是照顾老年人的饮食、卫生、安全、睡眠、排泄；对病故老人的遗物进行整理并妥善保管，及时与其亲属取得联系。

一、岗位要求

①服从工作安排，认真完成工作任务。

②遵守职业道德，全心全意为老人服务，虚心接受服务对象及其亲属的监督。

③严格遵照执行养老护理员的《服务规范》和《工作流程》，做好日常护理工作。

④熟练掌握照顾老年人的护理技巧，不断提高服务水平。

⑤工作主动、热情，定时和不定时巡房，及时掌握服务对象的思想动态、性格和身体状况，发现异常应及时、妥善处理。

⑥关心老年人的饮食、卫生、安全、睡眠、排泄。

⑦遵守劳动纪律，工作时间不得擅自离岗、串岗，不得做与工作无关的事。

⑧对病故老人的遗物进行整理并妥善保管，及时与其亲属取得联系。

⑨不得接受服务对象及其亲属的礼品、礼金馈赠。

二、岗位职责

1.清洁卫生

①完成老人的晨、晚间照料。

②帮助老人清洁口腔。

③帮助老人修剪指（趾）甲。

④为老人洗头、洗澡，以及进行床上浴和整理仪表仪容。

⑤为老人更衣，更换床单，清洁轮椅，以及整理老人衣物、被服和鞋等个人物品。

⑥预防褥疮。

2.饮食照料

①协助老人完成正常进膳。

②协助老人完成正常饮水。

③协助吞咽困难的老人进食、喝水。

3.睡眠照料

①帮助老人正常睡眠。

②分析造成非正常睡眠的一般原因并予以解决。

4.排泄照料

①协助老人正常如厕。

②采集老人的二便常规标本。

③对呕吐老人进行护理照料。

④配合护士照料二便异常的老人。

5.安全保护

①协助老人正确使用轮椅、拐杖等助行器。

②对老人进行扶、抱、搬、移。

③正确使用老人的其他保护器具。

④预防老人走失、摔伤、烫伤、互伤、噎食、触电及火灾等意外事故。

6.给药

①配合医护人员完成老人的口服给药。

②配合医护人员保管老人的口服药。

7.观察

①测量老人的体液出入量。

②观察老人的皮肤、头发和指（趾）甲的变化。

③对不舒适的老人进行观察。

8. 消毒

①用常规消毒方法对便器等常用物品进行消毒。

②进行天然消毒和简单隔离。

9. 冷热应用

正确使用热水袋、冰袋。

10. 家庭用医疗器械

①使用护理床。

②使用水银血压测量仪及电子血压测量仪。

③使用睡眠呼吸初筛仪。

④使用血糖仪。

⑤使用家用便携式心电图仪。

⑥使用家庭用供养输气设备：氧气瓶、氧气袋。

⑦使用家庭急救药箱。

11. 护理记录

①读懂一般的护理文件。

②进行简单的护理记录。

12. 临终关怀

①协助解决老人临终的身体需求。

②完成遗体料理及终末消毒。

第二节　职业道德

　　人不是孤立存在的，每个人都生活在一定的生活环境中并与他人形成错综复杂的社会关系，这个庞大的关系网中难免会发生矛盾，此时就需要一定的规范、准则来调整这种关系。道德是一种普遍的社会现象，道德是调整人与人之间、个人与社会之间关系的行为规范的总和。作为一名养老护理员，一定要有职业道德，应自觉运用道德的准则来约束自己的行为，并用它作为判断是非、善恶、荣辱的观念。这也是衡量一个人行为和品质的基本标准。

一、尊老敬老

养老护理员在工作中要处处为老人着想，在实际行动中体现以老人为本的服务理念，使老人从养老护理员的工作中感受到尊敬与关怀。

二、服务第一

养老护理员的工作对象是老人，为老人服务是第一位的。老人的需要就是对养老护理员的要求，时时处处为老人着想，急老人所急，想老人所想，全心全意为老人服务是养老护理员职业素质的基本要求。只有树立"服务第一"的思想并将其作为工作行为的指导，落到实处，才能赢得信任和社会赞誉。

三、遵章守法、自律奉献

养老护理员应爱国守法、明礼诚信、团结友善、勤俭自强、敬业奉献。

1.遵章守法

首先，树立严格的法制观念，认真学习和遵守国家的法律、法规，特别是有关尊老、敬老和维护老人权益的法律、法规，使自己的一言一行都符合法律、法规的要求，做遵章守法的好公民。其次，要遵守社会公德，遵守社会活动中最简单、最起码的公共生活准则。还要遵守养老护理员的职业道德和工作须知，爱老、敬老，热忱地为老人服务。

2.自律奉献

首先，严格要求自己，一事当前先为老人着想，把为老人服务作为准则。其次，积极进取，刻苦钻研，努力学习和掌握工作技能，不断提高养老护理工作的质量。

第三节 工作细节

一、老人生活困难较多，照顾要有耐心

1.日常生活需要精心照料

①保持老人身体清洁。一些高龄、患病的老人在日常生活中不能保持个人的清洁卫生，需要养老护理员的帮助。

②每日护理。早晚要帮助老人洗脸、刷牙；戴有活动假牙的老人，要注意假牙的护理；每晚睡前要为老人洗脚；天气热时还要为老人擦身或洗澡。

③每周护理。每周要为老人洗头、洗澡1~2次；内衣、床单换洗1~2次；衣服、被褥若被打湿或弄脏要及时更换，以保持皮肤的清洁卫生。

2.注意预防褥疮

①自己不能活动或长期卧床的老人，要保持床铺平整、清洁；定时更换卧位，一般2小时翻身一次。

②协助老人翻身后要观察老人的皮肤有无褥疮。

③肢体瘫痪、大小便失禁的老人，要随时协助其更换床单、被褥，以保持老人身体的清洁和舒适，避免发生褥疮。

3.细心照顾老人的衣着

①老人的衣着要合体、保暖。

②老人外出时要戴帽子。冬季可避免受凉，夏季可遮挡阳光。

③老人的鞋袜要舒适。夏天适宜穿轻便、宽松或软牛皮便鞋，冬季适宜穿保暖性能好、轻便、防滑的棉鞋；老人的袜子应为宽口的棉制品。

二、老人的饮食照顾要周到

①饮食照顾要周到。老人由于牙齿的松动或缺失，对较硬的食

物咀嚼困难，吃饭慢，食量少，常常饭没吃完就凉了，养老护理员要及时发现，将饭菜重新加热，并将食物煮得软烂、可口。

②设法满足老人的营养需要。有的老人味觉与嗅觉功能减退，常感到食物没有味道，影响食欲和进食量，但老人又不能吃过多的盐及糖类，此时养老护理员不但要满足老人的营养需求，还要设法使老人增加进食量，享受进食的愉悦。

③注意进食的安全。对于不能自理的老人，养老护理员要帮助老人进食。

三、老人的排泄照顾要细致、耐心

老人活动少，肠胃蠕动较慢，再加上平时进食、饮水不足，食物过于精细，容易发生便秘；因饮食不当或疾病又易导致腹泻；个别老人因机能衰老、疾病或肛门、尿道括约肌的神经功能失调易造成大小便失禁等。因此，养老护理员在照顾老人排泄时，应细致、耐心。

四、老人易发生睡眠障碍，需仔细观察和照顾

①老人的睡眠时间要充足。健康的老人每天需要有8小时以上的睡眠，70~80岁的老人每天睡眠应在9小时以上，80~90岁的老人睡眠时间应在10小时以上。

②及时发现老人的睡眠障碍。睡眠障碍是老人经常发生的健康问题，如发现失眠、早醒、入睡难，应仔细观察和照顾。

五、老人感官系统功能下降，需特殊照顾

老人的视力、听力减退，使老人与外界的沟通困难，长此以往会对老人的身心健康造成不良影响。养老护理员要设法帮助老人弥补因视力、听力减退造成的困难。

六、老人安全保护

①注意环境的安全设施。在布置老人室内及室外环境时，应注意老人的安全，如取暖、用电、沐浴、室内家具、物品等，要从老

人的需要考虑，以防不慎造成老人的损伤。养老护理员要强化安全意识，对自理困难的老人要避免其坠床，使用热水袋的老人要防止其烫伤。

②了解老人的心理状态。有的老人不服老或是怕麻烦别人，生活中的事情愿意自己动手去做，但又常常不能控制自己的姿势（如自己上凳子、爬高取放物品）而发生跌倒摔伤等意外。因此，养老护理员照顾老人时，应根据具体情况给予照顾。

③老人活动时的安全照顾。身体健康的老人经常在室内和户外活动，这有益于老人的身心健康。但要选择天气晴朗时外出活动；外出时间不要太长，每次30分钟到1小时，每日两次，以防老人疲劳；提醒外出老人走路要慢，注意安全，并一直陪伴在其身边，以防发生意外。

④进食中预防误吸、误服。养老护理员要特别注意老人在进食、饮水时发生呛咳、噎食或误食等情况的发生，在老人进食、饮水时做好协助工作。进食应采取坐位或半坐位，对不能坐起的老人将上半身抬高30°~50°再进食，以防呛咳、误吸。

七、注意预防感染

老人机体免疫功能下降，感染性疾病的发生率明显高于年轻人，尤其是呼吸系统与泌尿系统的感染性疾病，因此，在对老人的照顾中要注意预防感染。

①注意老人的保暖。

②重视口腔及身体各部位的清洁卫生。

③经常对老人的生活环境进行清洁。

④注意饮食卫生，餐前、便后为老人洗手。

⑤指导老人不要随地吐痰、注意经常洗手等。

⑥能自理的老人要鼓励其锻炼身体，以增强抗病能力，预防疾病。

⑦养老护理员在照顾老人前后也要认真洗手。

八、随时注意观察老人的身体状况

老人机体反应能力下降，患病后常没有典型的临床症状，使得老人患病不易被及时发现，也容易被忽略或误诊，从而不能及时治疗，延误了病情。因此养老护理员应随时注意观察老人的身体状况，如发现异常表现，即使是最细微的表现，也要引起重视。

第二章　必备常识

》

☞ 言谈举止常识

☞ 社交礼仪常识

☞ 安全保护专业常识

☞ 法律常识

第一节 言谈举止常识

一、文明语言常识

语言是人类最重要的交际工具，是人们进行沟通交流的表达方式。语言的表达体现一个人的学识、修养和内涵，养老护理员要正确表达自己的想法，并且使用文明语言。

使用文明语言的基本常识及注意事项见表2-1。

表 2-1 使用文明语言的基本常识及注意事项

序号	类别	具体说明
1	说话文明	①称谓得体。 ②称谓要符合自己的身份。 ③语言要准确、明了。 ④诚实、稳重，富有感情。 ⑤能自觉运用日常礼貌用语
2	文明礼貌用语	①问候语、道歉语、告别语、征询语、答谢语、慰问语、请托语、祝贺语。 ②礼貌待人。与老人交谈时要亲切、温和，使用尊称，遇见老人要礼让，接待老人亲属要热情
3	注意事项	①忌无称谓语。 ②忌不用文明称谓。 ③忌不用尊称叫人。 ④杜绝蔑视语、烦躁语、斗气语

二、行为举止常识

1.站姿、坐姿、走姿的行为要点及注意事项

站姿、坐姿、走姿的行为要点及注意事项见表2-2。

表2-2 站姿、坐姿、走姿的行为要点及注意事项

类别	行为要点	注意事项
站姿	①双腿并拢或分开不过肩宽。 ②挺胸收腹，腰背挺直，使头、颈、腰成一直线。 ③两肩要放松，稍向下压，双臂自然下垂，抬头平视，微收下颌。 ④可以双手相握，放在身前或双手自然下垂	①忌探头斜肩，缩脖耸肩。 ②忌东倒西歪，驼背凸肚，左右晃动。 ③忌双手抱在胸前或叉腰。 ④与人谈话时，不要扭动身子、东张西望，也不要斜靠门框和墙边
坐姿	①从容地走到座位前，再转身落座，落座要轻、稳。 ②穿裙装时要用手拢一下裙子，双膝要收紧。 ③坐下后要上身挺直，两肩自然垂下，双腿成90°自然下垂，双手可叠放在大腿上。 ④与人交谈时要抬起头，面向对方，神态自然。 ⑤坐的时间较长时，可以更换一下坐姿，如两脚交叉、前后小腿分开或侧身坐等	①不能跷二郎腿，不要东倒西歪、前倾后仰，不能抖动双腿、单腿或做一些不雅的动作。 ②不能双膝大开。 ③不能在异性面前躺坐于沙发上，以免让对方感到不舒服。 ④即使坐了很长时间，也不能表现出懒散状态，以免让对方感受到不被尊重
走姿	①眼看前方，头正颈直，挺胸收腹，重心稍靠前。 ②脚的移动应彼此平行，脚跟要尽量落在一条直线上。 ③行走时脚要轻快有节奏，落地时动作要轻。 ④两臂自然前后摆动，双手掌心向内，以身体为中心适度前后摇摆	①行走时跨度不宜太大，不要拖拖拉拉或外撇内拐。 ②手腕不要离开身体做大幅度的摇摆动作。 ③行走时不要弯腰驼背、晃肩摇头或两边扭胯

2.行为举止注意事项

①不在他人面前整理衣物。

②不在他人面前化妆打扮。

③不在他人面前"拾掇"自己，不做不雅动作。

④礼貌地处理无法控制的行为，如打喷嚏、咳嗽、打哈欠时，用手帕、纸巾捂住口鼻，面向旁边，事后立即与旁边的人说声"对不起"，表示歉意。

3.公共场所行为举止

①不乱扔果皮纸屑，不随地吐痰。

②不损坏公物，不践踏绿地，不采摘园林花草等。

③不乱穿马路，不堵塞公共通道。

④与人发生争执时不动手。

⑤在公共场合不追逐打闹，高声喧哗。

⑥在公交车上不抢占座位，遇到老弱病残孕或抱小孩者，应主动让座或给予帮助。

⑦提着鱼虾等物品要包装好，不要弄脏他人衣物。

⑧不在名胜古迹及游览场所乱写乱刻等。

三、仪容仪表常识

1.着装的基本原则

①与工作角色相适应。

②与自身条件相适应。

③与季节温度相适宜。

④要整洁整齐，工作时最好穿戴相应的保护用品。

⑤着装应分时间（涵盖一日的白天、夜晚等各段时间，也包括四季交替）。

⑥应分场合。

2.着装的注意事项

（1）不能过于随意

①过于紧身，包裹躯体，突出自身线条的服装不宜穿。

②过于单薄，明显透出内衣的服装不宜穿。

③过于暴露肢体，如低胸、超短裙、露肚脐的服装不宜穿。

④不能只穿一件薄衣而不穿内衣。

⑤要了解衣服的穿法。

（2）着装整齐

着装应整齐，衣扣应完整并扣好。

（3）着装干净

不要穿被污染的衣服去厨房做饭或进卧室抱小孩，尤其不能穿毛衣或容易产生静电的服装抱婴幼儿。

四、面部表情常识

面部表情常识如图2-1所示。

目光	目光是面部表情的核心。"眼睛是心灵的窗户"，它如实地反映一个人的内心世界，目光应坦然、亲切、和善、有神。与人交谈时，目光应注视对方，使人感到你的自信和坦率。视线停留在对方双肩和头顶所构成的区域内，不应躲闪或游移不定
微笑	不露牙齿，嘴角的两端略提起的笑。微笑是一种礼节，见面时点头微笑，人们会意识到这是尊重和欢喜的表示

图2-1　面部表情常识

第二节　社交礼仪常识

一、人际交往礼仪常识

人际交往的基本常识包括致意、握手、介绍，具体如图2-2所示。

人际交往的基本常识	致意	致意是用语言或行为向别人问好，表示自己的慰问
	握手	握手是表示友好的举止，是常用礼节
	介绍	介绍是社交场合中相互了解的基本方式

图2-2　人际交往的基本常识

二、接待宾客常识

1.接待准备

① 布置接待环境。接待宾客的房间应布置得清洁、明亮、整齐、美观，营造出良好的待客环境，使宾客舒服。接待环境应空气清新、温度适宜。

② 接待物品准备。备好衣帽架或衣帽钩；若需客人换鞋，应随时准备好干净的拖鞋；准备好招待客人的茶壶、茶杯、茶叶、烟灰缸、水果、小吃及香烟等。

③ 接待心理准备。从心理上尊重宾客、善待宾客，表现为热情开朗、彬彬有礼、和蔼可亲。

2.接待方法

① 问候和迎客。开启大门后，要以亲切的态度、微笑的面容向客人礼貌问候。一般情况下不必与客人握手，如客人把手伸过来，要顺其自然与之握手，并请客人进屋。如客人需要脱外衣、放雨伞、换拖鞋，则应主动给予帮助。如客人手中有重物，招呼过后，应主动接过重物并帮助放好。若客人手中提的是礼物，则不能主动上前接过去。

② 引导宾客。当听到门铃声或敲门声时，要迅速应答，并立即前去开门。

三、电话礼仪常识

1.接打电话

① 铃响两声后，接听电话。

② 要先问好，再礼貌应答。

③ 备好笔和纸，做好留言。

2.接打电话的注意事项

① 电话应答时忌用急躁、不耐烦的音调和粗鲁的言辞。

② 打出电话要有准备。

③ 留言的字迹要清楚，记下的内容、联系电话要与对方核对、

确认。

④要尊重对方，用礼貌的话语认真对待电话应答。

⑤结束通话时要说告别语，并在对方挂断电话后，再轻轻放下电话听筒。

四、生活习俗常识

1.少数民族习俗

不同地区少数民族的习俗见表2-3。

表 2-3　不同地区少数民族的习俗

序号	地区	民　族　习　俗
1	东北、内蒙地区	①满族。极重礼节，平日见面都要行请安礼，饮食习惯与汉族基本相似，但喜吃甜食，不吃狗肉。 ②朝鲜族。喜食冷面、打糕、泡菜、明太鱼、狗肉。 ③蒙古族。最隆重的节日是"那达慕"大会，传统食品为白食（奶制品）和红食（肉食），待客时常献歌、敬酒
2	西北地区	①回族。信奉伊斯兰教，开斋节时，回族的穆斯林均要沐浴、盛装去清真寺参加节日会礼、团拜等活动。而在封斋的一个月中，健康的穆斯林必须斋戒，即每日黎明前吃好斋戒饭，从黎明至日落禁止吃喝，日落后才可进食。 ②维吾尔族。聚集在新疆，喜吃烤羊肉串、烤馕、手抓肉。维吾尔族和哈萨克族也信奉伊斯兰教
3	西南地区	①藏族。信奉喇嘛教，迎接宾客唱酒歌，献"哈达"，喜吃青稞面、酥油茶、牛羊肉、奶制品。 ②彝族。传统节日是火把节，过节时杀牛宰羊、载歌载舞欢度三天，喜吃面食。 ③白族、苗族、侗族都喜吃偏酸的菜
4	中南、东南地区	①壮族。"三月三"歌圩节，青年男女盛装打扮，对唱山歌，喜吃糯米饭。 ②黎族。逢年过节，当地都要进行"跳竹竿"表演，喜嚼槟榔

2.我国主要传统节日习俗

我国主要传统节日习俗见表2-4。

表 2-4　我国主要传统节日习俗

序号	节日	具　体　说　明
1	春节	即阴历正月初一,是中国人一年中最隆重的节日。传统意义上的过年,一般从阴历腊月二十三开始至次年正月十五,常用新春佳节或过大年来形容
2	元宵节	即阴历正月十五。自唐代以来有观灯、吃汤圆的风俗
3	清明节	二十四节气之一,每年4月5日前后太阳到达黄经15°时开始。这一节气开始的第一天为清明节。清明节是我国传统的祭祀节日
4	端午节	每年阴历五月初五。吃粽子、饮雄黄酒、熏艾叶、举行龙舟竞赛等庆祝活动
5	中秋节	每年阴历八月十五。赏月、吃月饼
6	重阳节	阴历九月初九。旧时这一天人们上山登高,佩戴茱萸,以躲避瘟疫。同时这一天也是敬老节,人们吃重阳糕,向老年人祝贺

3.宗教信仰

宗教信仰的具体说明见表2-5。

表 2-5　宗教信仰

序号	类别	具　体　说　明
1	佛教	世界三大宗教之一。起源于公元前5~前6世纪的古印度,创始人为释迦牟尼。出家僧尼终年素食,不吃荤腥,不饮酒。寺庙设"住持",在我国还称为"方丈"。佛教徒见面时,以两手当胸,十指相合来行礼,这就是佛教的通常礼节"合十"或"合掌"。在向佛、菩萨行礼时,双膝着地,前额叩地,两手掌向上翻触地,就是常说的"五体投地"

续表 2-5

序号	类别	具　体　说　明
2	道教	我国东汉晚期形成的宗教派别。道教的戒律很多，少者五戒，繁者一千多戒。主张"炼丹修仙"，道士须出家，不结婚，不食荤腥。其五戒与佛教相同，即不杀生、不偷盗、不邪淫、不妄语、不饮酒
3	伊斯兰教	世界上三大宗教之一，创立于公元622年，创始人为穆罕默德。其基本信仰是：世界上只有一个神，他的名字叫安拉，即真主。《古兰经》是宗教经典，同时也是穆斯林的基本道德规范。禁止食用猪肉、自死之物及血液以及未诵安拉之名而宰的牛、羊、驼、鸡、鸭、飞禽等，他们认为这些都是"不洁之物"。虔诚的穆斯林不喝酒、不沾酒也不卖酒。主要节日为"开斋节"和"古尔邦节"

第三节　安全保护专业常识

一、助行器的使用

1. 手杖的种类及适用对象

老年人随着身体各器官的老化，步行所需要的身体稳定性降低，因此非常容易跌倒。行动不便的来人应使用手杖，它可增加身体的稳定性，减轻下肢的承重压力。养老护理员应根据老人的情况选择手杖的种类，手杖下端要有防滑橡胶帽。如图2-3所示。

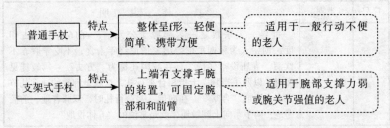

图 2-3　手杖的种类

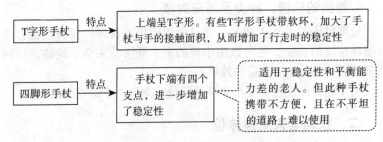

图2-3 手杖的种类（续）

2.拐杖的种类及适用对象

拐杖的种类很多，但综合起来有固定式和可调式两种。可调式拐杖可根据使用者要求调整高度和扶手位置。拐杖的高度以使用者身高的77%为宜（或站位时拐杖上端到腋窝下3~4横指的高度），下端着点为同侧足前外方10厘米处。

拐杖有腋下、手腕两处支撑，稳定性较手杖好，拐杖适用于下肢肌张力弱、关节变形或下肢骨折不能支撑体重的老人。使用拐杖需要足够的臂力支撑，所以养老护理员一定要评价老人是否具备使用拐杖的条件。

3.步行器的种类及适用对象

步行器与手杖相比稳定性更强，更为安全。使用步行器的前提是老人有判断力和较好的视力，在步行器的支持下能够行走，不会发生危险。步行器的种类及适用对象如图2-4所示。

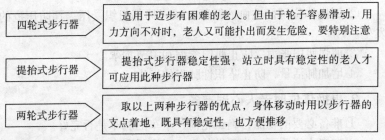

图2-4 步行器的种类及适用对象

4.轮椅的构造、种类及适应对象

长期卧床的老年人增多，通过使用轮椅不仅可以保持坐位，改善循环系统的功能，还可以用小量的上下肢活动来驱动轮椅，达到调节生活、改善生活质量的效果。

关于轮椅的使用及安全事项请阅读本书第六章第三节的内容。

二、扶助老人更换体位

在护理活动不便的老年人时，常常会遇到搬运和体位变换的问题。养老护理员要了解更换体位的目的，掌握在操作中应注意的问题，安全、有效地移动老人和为老人变换体位。

1. 长时间不活动对身心的影响

①对皮肤的影响。长时间不活动，压力、摩擦力容易造成局部血液循环不良、缺血和组织坏死。

②对肌肉和骨骼的影响。长时间不活动肌肉张力下降，四肢酸痛、无力，甚至失用性萎缩；还可使关节僵直，活动不便，严重者导致关节拘挛变形。

③长期不活动妨碍有效呼吸，限制胸部扩张，使得换气减少，分泌物不易排出，严重者导致坠积性肺炎。

④长期卧床不活动，使胃肠蠕动减弱，消化液分泌减少，造成营养吸收障碍，并容易导致便秘。

2. 变换体位的目的

①协助老人更换体位，使老人舒适。

②更换体位可促进血液循环，减轻局部组织受压，预防压疮的发生。

③加强肌肉张力，防止肌肉萎缩和关节拘挛。

④增加肺活量，防止坠积性肺炎的发生。

3.更换体位时老人心理准备

①准备必要的物品，确认轮椅、平车的刹车是否完好。

②向老人说明下一步要做什么，以取得配合。

③养老护理员要有自信，情绪稳定。

④更换体位过程中，要观察老人的情况，与老人轻松交谈。更换体位时，应运用必要的技巧。

4.更换卧位的方法

①协助老人移向床头。

②协助老人移向床边。

③协助老人翻身侧卧（从仰卧位到侧卧位）。

④协助老人坐起。

⑤协助老人站立。

⑥协助老人从床上到轮椅或椅子上。

⑦使用平车或担架搬运老人。

三、保护用具的应用

1.使用保护用具的目的

随着人性化服务意识不断加强，许多国内外养老机构都提出了"去除约束"的口号。所以约束法应尽量避免。但是，为防止谵妄、躁动等意识不清老人发生坠床、撞伤等意外伤害，在尊重老人尊严的前提下，应采取必要的保护措施，以确保安全。

2.使用保护用具的原则

①使用约束用具前向老人家属解释清楚，取得老人或家属的同意。在可用可不用的情况下，尽量不用。

②可利用家庭环境和家具自然约束老人。

③保护性制动措施只能短时间使用，使用时注意老人的卧位要舒适，并经常更换体位。

④使用约束带时要放衬垫，松紧适宜，并定时放松，定时观察局部皮肤血液循环状况，对局部进行按摩，以促进血液循环。

⑤约束时应注意保持老人的肢体处于功能位置。

四、预防意外事故

1. 老年人常见的意外事故

据统计，从事故的种类上分析，占第一位的是跌倒，占第二位的是坠床，占第三位的是被撞倒。其次为夹伤、烫伤、走失、触电。这些常见的意外事故会导致老人骨折、组织损伤，严重者会卧床不起，发生肺部感染、压疮的概率也随之增加。所以养老护理员要"防患于未然"，注意观察老人情况，去除周边的危险因素，防止意外事故的发生。

2. 预防意外事故发生原则

①客观评估老人的生活能力，制定防止老人发生意外事故的有效措施。

②善于观察、发现老人周边潜在的危险因素，及时排除。

③充分开动脑筋，使用合适的辅助用具，必要时做一些住处的改造装修。

④与老人和家属商议，在尊重个人意愿和生活习惯的基础上，使用保护装置。

3. 预防意外事故发生的主要措施

①室内光线要适度。

②房间和公共场所要采用无障设施。

③台阶设计要低缓。

④活动空间要宽松，并有安全保护措施。

⑤衣着舒适、便于活动。

4. 住处安全隐患的检查

①通道。通道光线要充足；室外和室内的地面要平整，无坑洼不平；地面使用防滑材料；过道擦地后要等地面完全干后再通行；雨雪天道路泥泞，行动不便的老人最好不要外出。

②食堂。换气排风装置完好，地面有水时及时擦干；配有火灾感应报警器，规定紧急疏散路线。

第四节 法律常识

一、公民的基本权利与义务

养老护理员作为家庭服务员，需掌握以下几方面的法律知识。

1.宪法规定的公民基本权利

①平等权。

②政治权利和自由。

③宗教信仰自由。

④人身自由，包括人身自由不受侵犯、人格尊严不受侵犯、住宅安全权、通信自由。

⑤社会经济、文化教育方面的权利，包括财产权、劳动权、劳动者的休息权、物质帮助权、受教育权、进行科学研究、文学艺术创作和其他文化活动的自由。

2.宪法规定的公民基本义务

①维护国家统一和各民族团结。

②必须遵守宪法和法律，保守国家秘密，爱护公共财产，遵守劳动纪律，遵守公共秩序，尊重社会公德。

③维护祖国的安全、荣誉和利益的义务。

④保卫祖国、依法服兵役和参加民兵组织的义务。

⑤依法纳税的义务。

二、老年人权益保障法的知识

法律是国家制定或认可的，由国家强制力保证实施的，以规定当事人权利和义务为内容的具有普通约束力的社会规范。作为一名家庭服务员，为了照顾家中的老人，必须了解《老年人权益保障法》的知识，这样才能做到尽职尽责、不知法犯法。

1.《老年人权益保障法》的知识

《老年人权益保障法》中是这样明确老人的权利的。

①老年人合法权益受到侵害的，被侵害人或者其代理人有权要求有关部门处理，或者依法向人民法院提起诉讼。人民法院和有关部门对侵犯老年人合法权益的申诉、控告和检举，应当依法及时受理，不得推诿、拖延。

②以暴力或者其他方式公然侮辱老年人、捏造事实诽谤老年人或者虐待老年人，情节较轻的，依照治安管理处罚条例的有关规定处罚；构成犯罪的，依法追究刑事责任。

③家庭成员有盗窃、诈骗、抢夺、勒索、故意毁坏老年人财物的，情节较轻的，依照治安管理处罚条例的有关规定处罚；构成犯罪的，依法追究刑事责任。

2.家庭服务员应如何对待老人

家庭服务员在照顾老年人时必须注意以下事项。

①尊重老年人的合法权益。

②不可以暴力或其他方式侮辱老年人。

③不可虐待老年人。

④不可诈骗、故意毁坏老年人的财物。

三、劳动法常识

劳动法是调整劳动关系以及与劳动关系密切相联系的其他社会关系的法律规范的总称。家庭服务员重点掌握的是劳动合同方面的知识。只有掌握这些方面的知识，家庭服务员才能在签订和解除劳动合同时，做到心中有数、知法守法，维护自身合法权益。

劳动合同是劳动者与用人单位确立劳动关系、明确双方权利和义务的书面协议。建立劳动关系应当订立劳动合同。劳动合同的主体，一方是劳动者，另一方是用人单位。劳动合同的内容主要是明确双方在劳动关系中的权利、义务和违反合同的责任。

1.有关劳动合同方面的知识

有关劳动合同方面的知识见表2-6。

表 2-6　劳动合同方面的知识

序号	类别	具　体　说　明
1	签订合同须遵守的原则	①平等自愿、协商一致的原则。 ②合法原则
2	合同的主要条款	①劳动合同期限。 ②工作内容。指劳动者的工作任务、生产岗位等。 ③劳动保护和劳动条件。指用人单位为劳动者提供怎样的劳动保护和劳动条件。 ④劳动报酬。指用人单位支付给劳动者的工资和其他劳动报酬。 ⑤劳动纪律。包括厂纪、厂规、生产标准、操作规范等； ⑥劳动合同终止的条件。包括劳动合同期满终止、履行过程中发生变化的终止和其他终止的条件等。 ⑦违反劳动合同的责任
3	劳动合同的解除	1）双方协商解除劳动合同。 2）用人单位单方解除劳动合同。 ①劳动法规定，劳动者有下列情形之一的，用人单位可以随时解除劳动合同。 　a.在试用期间被证明不符合录用条件的。 　b.严重违反劳动纪律或者用人单位规章制度的。 　c.严重失职，徇私舞弊，对单位利益造成重大损害的。 　d.被依法追究刑事责任的。 　e.法律、法规规定的其他情形。 ②有下列情形之一的，用人单位可以解除劳动合同，但应当提前30日以书面形式通知劳动者本人。 　a.劳动者患病或者非因工负伤，医疗期满后，不能从事原工作也不能从事由用人单位另行安排的工作的。 　b.劳动者不能胜任工作，经过培训或者调整工作岗位仍不能胜任工作的。 　c.劳动合同签订时所依据的客观情况发生重大变化，致使原劳动合同无法履行，经当事人协商不能就变更劳动合同达成协议的。 　d.用人单位解除合同未按规定提前30日通知劳动者的，自通知之日起30日内，用人单位应当对劳动者承担劳动合同约定的义务。 3）劳动者单方解除劳动合同。 ①试用期内。

续表 2-6

序号	类别	具体说明
3	劳动合同的解除	②用人单位以暴力、威胁或者非法限制人身自由的手段强迫劳动者劳动。 ③用人单位未按照劳动合同约定支付劳动报酬或者提供劳动条件
4	解除劳动合同的经济补偿	①经劳动合同当事人协商一致，由用人单位解除劳动合同的，用人单位应根据劳动者在本单位工作年限，每满1年发给相当于1个月工资的经济补偿金，经济补偿金最多不超过12个月的工资。工作时间不满1年的按1年的标准发给经济补偿金。 ②劳动者患病或者非因工负伤，经劳动鉴定委员会确认不能从事原工作，也不能从事用人单位另行安排的工作而解除劳动合同的，用人单位应按其在本单位的工作年限，每满1年发给相当于1个月工资的经济补偿金，同时还应发给不低于6个月工资的医疗补助费。患重病和绝症的还应增加医疗补助费，患重病的增加部分不得低于医疗补助费的50%，患绝症的增加部分不得低于医疗补助费的100%。 ③劳动者不胜任工作，经培训或调整工作岗位仍不能胜任工作，由用人单位解除劳动合同，用人单位应按其在本单位工作的年限，工作时间每满1年，发给相当于1个月工资的经济补偿金，经济补偿金最多不超过12个月。 ④劳动合同签订时所依据的客观情况发生重大变化，致使原劳动合同无法履行，经当事人协商不能就变更劳动合同达成协议，由用人单位解除劳动合同，用人单位按劳动者在本单位工作的年限，工作时间每满1年发给相当于1个月工资的经济补偿金。 ⑤用人单位濒临破产进行法定整顿期间或者生产经营状况发生严重困难，必须裁减人员的，用人单位按被裁减人员在本单位工作的年限支付经济补偿金，在本单位工作的时间每满1年，发给相当于1个月工资的经济补偿金

2.劳动争议的处理机构

劳动争议处理有3个机构。

①劳动争议调解委员会。

②劳动争议仲裁委员会。

③人民法院。

四、妇女权益保障法常识

家庭服务员大量的时间都要和妇女打交道，而且家庭服务员中主要是女性。因此，家庭服务员了解和学习这方面的知识尤为重要。

1.妇女享有哪些人身权利

《妇女权益保障法》规定，国家保障妇女享有与男子平等的人身权利。

①妇女的人身自由不受侵犯。禁止非法拘禁和以其他非法手段剥夺或者限制妇女的人身自由，禁止非法搜查妇女的身体。

②妇女的生命健康权不受侵犯。禁止溺、弃、残害女婴，禁止歧视、虐待生育女婴的妇女和不育妇女，禁止用迷信、暴力手段残害妇女，禁止虐待、遗弃老年妇女。

③禁止拐卖、绑架妇女，禁止收买被拐卖、绑架的妇女。

④禁止卖淫、嫖娼。

⑤妇女的肖像权受法律保护。未经本人同意，不得以赢利为目的，通过广告、商标、展览橱窗、书刊、杂志等形式使用妇女的肖像。

⑥妇女的名誉权和人格尊严受法律保护。禁止用侮辱、诽谤、宣扬隐私等方式损害妇女的名誉和人格。

2.妇女的合法权益被侵害时应怎么办

《妇女权益保障法》第四十八条有如下规定。

①妇女的合法权益受到侵害时，被侵害人有权要求有关主管部门处理，或者依法向人民法院提起诉讼。

②妇女的合法权益受到侵害时，被侵害人可以向妇女组织投诉，妇女组织应当要求有关部门或者单位查处，保护被侵害妇女的合法权益。

3.养老护理员应如何保护妇女的合法权益

养老护理员在工作中难免会遇上这样那样的问题，保护妇女的合法权益，避免问题发生的措施见表2-7。

表 2-7 避免问题发生的预防措施

序号	类别	具 体 说 明
1	保护好自己	①勇于保护自己的隐私。隐私包括私人信息、私人生活、私人空间和生活安宁。 养老护理员在雇主家庭工作时，会有一些个人的信息或者其他的个人隐私（如私人活动、私人空间）提供给雇主。雇主应为养老护理员保密。若雇主擅自公开养老护理员的隐私，养老护理员可以依法要求其承担相应的赔偿责任。 ②避免受到性侵害。在工作中，养老护理员应洁身自爱，对雇主的不正当要求要严词拒绝，并勇于以《妇女权益保护法》为武器，捍卫自己，万一受到侵害，应该及时向公安机关报案
2	尊重女雇主的权益	养老护理员要尊重雇主的权利，不要做违法的事情；要和异性雇主保持适当的距离，以免引起误解和麻烦
3	不能侵犯女雇主的隐私权	养老护理员对女雇主的各种私人信息、私人活动、私人空间等有保密的义务，除非该隐私侵害了公共利益；对女雇主的东西不要随便翻看；不能私自隐匿、毁弃、拆开女雇主的信件；不能偷窥女雇主的私人生活等

 相关链接 》》》·····························

老年人社会福利机构基本规范

前 言

为了加强老年人社会福利机构的规范化管理，维护老年人权益，促进老年人社会福利事业健康发展，根据民政部人教科字〔2000〕第24号文的要求，特制定本规范。

本规范的主要技术内容是：总则、术语、服务、管理、设施设备。

1 总则

1.1 为加强老年人社会福利机构规范化管理，维护老年人权益，促进老年人社会福利事业健康发展，制定本规范。

1.2 本规范适用于各类、各种所有制形式的为老年人提供养护、康复、托管等服务的社会福利服务机构。

1.3 老年人社会福利机构的宗旨是：以科学的知识和技能维护老年人的基本权益，帮助老年人适应社会，促进老年人自身发展。

1.4 本规范所列各种条款均为最低要求。

1.5 老年人社会福利机构除应符合本规范外，尚应符合国家现行相关强制性标准的规定。

2 术语

2.1 老年人

60周岁及以上的人口。

2.2 自理老人

日常生活行为完全自理，不依赖他人护理的老年人。

2.3 介助老人

日常生活行为依赖扶手、拐杖、轮椅和升降等设施帮助的老年人。

2.4 介护老人

日常生活行为依赖他人护理的老年人。

2.5 老年社会福利院

由国家出资举办、管理的综合接待"三无"老人、自理老人、介助老人、介护老人安度晚年而设置的社会养老服务机构，设有生活起居、文化娱乐、康复训练、医疗保健等多项服务设施。

2.6 养老院或老人院

为接待自理老人或综合接待自理老人、介助老人、介护老人安度晚年而设置的社会养老服务机构，设有生活起居、文化娱乐、康复训练、医疗保健等多项服务设施。

2.7 老年公寓

专供老年人集中居住，符合老年体能心态特征的公寓式老年住宅，具备餐饮、清洁卫生、文化娱乐、医疗保健等多项服务设施。

2.8 护老院

专为接待介助老人安度晚年而设置的社会养老服务机构，设有生活起居、文化娱乐、康复训练、医疗保健等多项服务设施。

2.9 护养院

专为接待介护老人安度晚年而设置的社会养老服务机构，设有起居生活、文化娱乐、康复训练、医疗保健等多项服务设施。

2.10 敬老院

在农村乡（镇）、村设置的供养"三无"（无法定扶养义务人，或者虽有法定扶养义务人，但是扶养义务人无扶养能力的；无劳动能力的；无生活来源的）"五保"（吃、穿、住、医、葬）老人和接待社会上的老年人安度晚年的社会养老服务机构，设有生活起居、文化娱乐、康复训练、医疗保健等多项服务设施。

2.11 托老所

为短期接待老年人托管服务的社区养老服务场所，设有生活起居、文化娱乐、康复训练、医疗保健等多项服务设施，分为日托、全托、临时托等。

2.12 老年人服务中心

为老年人提供各种综合性服务的社区服务场所，设有文化娱乐、康复训练、医疗保健等多项或单项服务设施和上门服务项目。

3 服务

3.1 膳食

3.1.1 有主管部门颁发了卫生许可证的专门为老人服务的食堂，配备厨师和炊事员。

3.1.2 厨师和炊事员持证上岗，严格执行食品卫生法规，严防食物中毒。

3.1.3 注意营养、合理配餐，每周有食谱，根据老人的需要或医嘱制作普食、软食、流食及其他特殊饮食。

3.1.4 为有需要的自理老人、介助老人和所有介护老人送饭到居室，根据需要喂水喂饭。清洗消毒餐具。

3.1.5 每月召开1次膳食管理委员会，征求智力正常老人及其他老人家属的意见，满意率达到80%以上。

3.1.6 照顾不同老年人的饮食习惯，尊重少数民族的饮食习俗。

3.2 护理

3.2.1 自理老人

3.2.1.1 每天清扫房间1次，室内应无蝇、无蚊、无鼠、无蟑螂、无臭虫。

3.2.1.2 提供干净、得体的服装并定期换洗，冬、春、秋季每周1次，夏季经常换洗。保持室内空气新鲜、无异味。

3.2.1.3 协助老人整理床铺。

3.2.1.4 每周换洗一次被罩、床单、枕巾（必要时随时换洗）。

3.2.1.5 夏季每周洗澡2次，其他季节每周1次。

3.2.1.6 督促老人洗头、理发、修剪指甲。

3.2.1.7 服务人员24小时值班，实行程序化个案护理。视情况调整护理方案。

3.2.2 介助老人

3.2.2.1 每天清扫房间1次，室内应无蝇、无蚊、无鼠、无蟑螂、无臭虫。保持室内空气新鲜、无异味。

3.2.2.2 提供干净、得体的服装并定期换洗，冬、春、秋季每周1次，夏季经常换洗。

3.2.2.3 协助老人整理床铺。

3.2.2.4 每周换洗1次被罩、床单、枕巾（必要时随时换洗）。

3.2.2.5 夏季每周洗澡2次，其他季节每周1次。

3.2.2.6 协助老人洗头、修剪指甲。

3.2.2.7 定期上门理发，保持老人仪表端庄。

3.2.2.8 毛巾、洗脸盆应经常清洗，便器每周消毒1次。

3.2.2.9 搀扶老人上厕所排便。

3.2.2.10 Ⅰ度褥疮发生率低于5%，Ⅱ度褥疮发生率为零，入院前发生严重低蛋白血症、全身高度浮肿、癌症晚期、恶病质等患者除外。对因病情不能翻身而患褥疮的情况应有详细记录，并尽可能提供防护措施。

3.2.2.11 服务人员24小时值班，实行程序化个案护理。视情况调整护理方案。

3.2.3 介护老人

3.2.3.1 每天清扫房间1次，室内应无蝇、无蚊、无老鼠、无蟑螂、无臭虫。保持室内空气新鲜、无异味。

3.2.3.2 提供干净、得体的服装并定期换洗，冬、春、秋季每周1次，夏季经常换洗。

3.2.3.3 整理床铺。

3.2.3.4 每周换洗1次被罩、床单、枕巾（必要时随时换洗）。

3.2.3.5 帮助老人起床穿衣、睡前脱衣。

3.2.3.6 全身洗澡，每周2次。

3.2.3.7 定期修剪指甲、洗头。

3.2.3.8 口腔护理清洁、无异味。

3.2.3.9 定期上门理发，保持老人仪表端庄。

3.2.3.10 毛巾、洗脸盆应经常清洗，便器每周消毒1次。

3.2.3.11 送饭到居室，喂水喂饭。

3.2.3.12 帮助老人排便。

3.2.3.13 为行走不便的老人配备临时使用的拐杖、轮椅车和其他辅助器具。

3.2.3.14 Ⅰ度褥疮发生率低于5%，Ⅱ度褥疮发生率为零，入院前发生严重低蛋白血症、全身高度浮肿、癌症晚期、恶病质等患者除外。对因病情不能翻身而患褥疮的情况应有详细记录，并尽可能提供防护措施。

3.2.3.15 早晨起床后帮助老人洗漱，晚上帮助老人洗脚。

3.2.3.16 视天气情况，每天带老人到户外活动1小时。

3.2.3.17 服务人员24小时值班，实行程序化个案护理。视情况调整护理方案。

3.2.4 帮助老人办理到异地的车、船票。

3.2.5 特别保护女性智残和患有精神病的老人的人身权益不受侵犯。

3.2.6 对患有传染病的老人要及时采取特殊保护措施，并对其隔离、治疗，以既不影响他人又尊重病患老人为原则。

3.3 康复

3.3.1 卫生保健人员定期查房巡诊，每天1次。

3.3.2 为老人定期检查身体，每年1次。

3.3.3 医护人员定期、定时护理。

3.3.4 组织智力健全和部分健全的老人每月进行1次健康教育和自我保健、自我护理知识的学习，常见病、多发病的自我防治以及老年营养学的学习。

3.3.5 医护人员确保各项治疗措施的落实，确保每周开展两种以上康复活动。

3.3.6 定期或不定期地做好休养区和院内公共场所的消毒灭菌工作。

3.3.7 制订年度康复计划，每周组织老年人开展3次康复活动。

3.4 心理

3.4.1 为有劳动能力的老人自愿参加公益活动提供中介服务或给予劳动的机会。组织健康老人每季度参加1次公益活动。

3.4.2 每周根据老人的身体健康情况、兴趣爱好、文化程度，开展1次有益于身心健康的文娱、体育活动，丰富老年人的文化生活。

3.4.3 与老人每天交谈15分钟以上，并做好谈话周记。及时掌握每个老人的情绪变化，对普遍性问题和极端的个人问题集体研究解决，保持老人的自信状态。

3.4.4 经常组织老人进行必要的情感交流和社会交往。不定期开展为老人送温暖、送欢乐活动，消除老人的心理障碍。帮助老人建立新的社会联系，努力营造和睦的大家庭气氛，基本满足老人情感交流和社会交往的需要。根据老年人的特长、身体健康状况、社会参与意愿，不定时地组织老年人参与社会活动，为社会发展贡献余热。

3.4.5 制订有针对性的"入住适应计划"，帮助新入住老人顺利度过入住初期。

4 管理

4.1 机构证书和名称

4.1.1 提供《社会福利机构设置批准证书》和法人资格证书，并悬挂在醒目的地方。

4.1.2 老年人社会福利机构的名称，必须根据收养对象的健康情况和机构的业务性质，标明养老院、老年公寓、护理院、护养院、敬老院、托老所或老年人服务中心等。由国家和集体举办的，应冠以所在地省（自治区、直辖市）、市（地、州）、县（县级市、市辖区）、乡（镇）行政区划名称，但不再另起字号；由社会组织和个人兴办的应执行《民办非企业单位名称管理暂行规定》。

4.2 人力资源配置

4.2.1 城镇地区和有条件的农村地区，老年人社会福利机构主要领导应具备相关专业大专以上学历，遵守国家的法律法规，熟练掌握所从事工作的基础知识和专业技能。

4.2.2 城镇地区和有条件的农村地区，老年人社会福利机构应有1名大专学历以上、社会工作类专业毕业的专职的社会工作人员和专职康复人员。为介护老人服务的机构应有1名医生和相应数量的护士。护理人员及其他人员的数量以能满足服务对象需要并能提供本规范所规定的服务项目为原则。

4.2.3 主要领导应接受社会工作类专业知识的培训。各专业工作人员应具有相关部门颁发的职业资格证书或国家承认的相关专业大专以上学历。无专业技术职务的护理人员应接受岗前培训，经省级以上主管机关培训考核后持证上岗。

4.3 制度建设

4.3.1 有按照有关规定和要求制定的适合实际工作需要的规章制度。

4.3.2 有与入院老年人或其亲属、单位签订的具有法律效力的入院协议书。

4.3.3 有简单介绍本机构最新情况的书面图文资料。其中须说明服务宗旨、目标、对象、项目、收费及服务使用者申请加入和退出服务的办法与发表意见的途径、本机构处理所提意见和投诉的承诺等。这类资料应满足服务对象的使用。

4.3.4 有可供相关人员查阅和向有关部门汇报的长中短期工作计划、定期统计资料、年度总结和评估报告。

4.3.5 建立入院老人档案，包括入院协议书、申请书、健康检查资料、身份证、户口簿复印件、老人照片及记录后事处理联系人等与老人有关的资料并长期保存。

4.3.6 有全部工作人员、管理机构和决策机构的职责说明、工作流程及组织结构图。

4.3.7 有工作人员工作细则和选聘、培训、考核、任免、奖惩等的相关管理制度。

4.3.8 严格执行有关外事、财务、人事、捐赠等方面规定。

4.3.9 各部门、各层级应签订预防事故的责任书，确保安全，做到全年无重大责任事故。

4.3.10 护理人员确保各项治疗、护理、康复措施的落实，严禁发生事故。

4.3.11 服务项目的收费按照当地物价部门和民政部门的规定执行，收费项目既要逐项分计，又要适当合计。收费标准应当公开并便于查阅。

4.3.12 有工作人员和入院老人花名册。入院老人的个人资料除供需要知情的人员查阅外应予以保密。

4.3.13 严防智残和患有精神病的老人走失。为智残和患有精神病的老人佩戴写有姓名和联系方式的卡片，或采取其他有效措施，以便老人走失后进行查找工作。

4.3.14 对患有精神病且病情不稳定的老人有约束保护措施和处理突发事件的措施。

4.3.15 有老人参与机构管理的管理委员会。

4.3.16 长期住院的"三无"老人的个人财产应予以登记，并办理有关代保管服务的手续。

4.3.17 工作人员在工作时间内须佩戴上岗证。

5 设施设备

5.1 老人居室

5.1.1 老人居室的单人间使用面积不小于10平方米；双人间使用面积不小于14平方米；三人间使用面积不小于18平方米；合居型居室每张床位的使用面积不小于5平方米。

5.1.2 根据老人实际需要，居室应配设单人床、床头柜、桌椅、衣柜、衣架、毛巾架、毯子、褥子、被子、床单、被罩、枕芯、枕套、枕巾、时钟、梳妆镜、洗脸盆、暖水瓶、痰盂、废纸桶、床头牌等，介助、介护老人的床头应安装呼叫铃。

5.1.3 室内家具、各种设备应无尖角凸出部分。

5.2 饭厅应配设餐桌、座椅、时钟、公告栏、废纸桶、窗帘、消毒柜、洗漱池、防蝇设备等。

5.3 洗手间及浴室应配备安装在墙上的尿池、坐便器、卫生纸、卫生纸专用夹、废纸桶、淋浴器、坐浴盆或浴池、防滑的浴池垫和淋浴垫、浴室温度计、抽气扇等。

5.4 有必备的洗衣设备,如洗衣机、熨斗等。

5.5 建有老人活动室。有供其阅读、写字、绘画、娱乐的场所,该场所应提供图书、报刊、电视机和棋牌。

5.6 有配置了适合老人使用的健身、康复器械和设备的康复室和健身场所。

5.7 有接待来访的场所。接待室配备桌椅、纸笔及相关介绍材料。

5.8 室外活动场所不得少于150平方米,绿化面积达到60%。

5.9 公共区域应设有明显标志,方便识别。

5.10 有一部可供老人使用的电话。

5.11 根据老人健康情况,必须准备足够的医疗设备和物资,应有急救药箱和轮椅车等。不设医务室的老年人社会福利机构应与专业医院签订合同。合同医院必须具备处理老年人社会福利机构内各种突发性疾病和其他紧急情况的能力,并能够承担老年人常见病、多发病的日常诊疗任务。

5.12 及时解决消防、照明、报警、取暖、通信、降温、排污等设施和生活设备出现的问题,严格执行相关规定,保证其随时处于正常状态。

5.13 保证水、电供应,冬季室温不低于16℃,夏季不超过28℃。

5.14 生活环境安静、清洁、优美,居室物品放置有序,顶棚、墙面、地面、桌面、镜面、窗户、窗台洁净。

第三章　老人的生活照料

☞ 饮食照料
☞ 排泄护理
☞ 睡眠照料
☞ 清洁照料

第一节　饮食照料

食物是人类生存的必备条件，是营养的来源，食物中的营养素包括糖、脂肪、蛋白质、维生素、水和无机盐等。营养素经过机体的消化、吸收才能被利用，保证和促进机体健康。老年人身体器官机能减退，咀嚼消化能力降低，食物中的营养物质吸收利用能力下降，抵抗力下降，易影响老年人健康。

一、老人饮食的原则

老人的饮食要坚持如图3-1所示的三个原则。

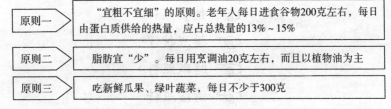

原则一	"宜粗不宜细"的原则。老年人每日进食谷物200克左右，每日由蛋白质供给的热量，应占总热量的13% ~ 15%
原则二	脂肪宜"少"。每日用烹调油20克左右，而且以植物油为主
原则三	吃新鲜瓜果、绿叶蔬菜，每日不少于300克

图 3-1　老人饮食的三个原则

二、老人饮食的整体要求

老人饮食的整体要求有三点，即三个平衡，具体如图3-2所示。

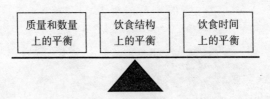

图 3-2　老人饮食的三个平衡

1.质量和数量上的平衡

俗话说早上要吃好（质量），中午要吃饱（数量），晚上要吃少（数量、质量）。这是质量与数量上的平衡。

2.饮食结构上的平衡

①合理的饮食结构。即荤素、粗细粮、水陆产物、谷豆物搭配合理。

②合理的质量结构。即"四低、一高、一适当"。低脂肪、低胆固醇、低盐、低糖，高纤维素饮食，适当蛋白质。

3.饮食时间上的平衡

一日三餐是中国人的习惯，老人要根据自身的特点来定。总体原则是少吃多餐（即量少、次数多于三餐），有利于消化吸收，减轻消化器官的压力。

专家提示

尽管在生活中饮食平衡很重要，但是总的来说，心理平衡对老年人的健康影响非常大，所以养老护理员在平常生活中要多关注老年人的心理健康。

三、老人的饮食种类与适用对象

老人的饮食种类与适用对象见表3-1。

表3-1 饮食种类与适用对象

序号	类别	饮 食 特 点	适 用 对 象
1	普通饮食	包含各种基本食物，营养素平衡，美观可口，易消化，无刺激	咀嚼功能、消化功能好，病情较轻，或处于疾病恢复期，体温正常，能下地活动或卧床，不需要饮食治疗的老年人
2	软质饮食	食物碎烂软，如软米饭、面条、煮烂和切碎的菜，剁碎的肉、鱼、家禽等，易咀嚼消化	疾病急性期和恢复期，咀嚼和消化能力较差的老年人

续表 3-1

序号	类别	饮 食 特 点	适 用 对 象
3	半流质	食物呈糊状、冻状、汁状，是软质饮食与流食的过渡。如米粥、馄饨、蛋羹、藕粉、豆腐脑。半流质无刺激性，纤维素含量少，易于吞咽、消化、吸收，营养丰富	身体虚弱，咀嚼和消化能力较差，口腔有疾患，消化道有疾病或发热的老人，少食多餐，一天5~6餐
4	流质饮食	食物呈流动的液体状态，水分含量较多，老人可直接吞咽，容易消化和吸收。如水、乳类、豆浆、米汤、稀藕粉、肉汁、菜汁、果汁。流质饮食所含的热量和营养素不足，不能长期食用，只在老人进食困难或采用鼻饲喂食时短期食用	进食有困难、高热、大手术后的老人，消化道有疾病和病情危重的老人，全身衰竭的用鼻饲管喂食的老人，一天6~8次，每次200~300毫升

四、治疗饮食的种类及适用对象

因为老人或多或少都会有一些疾病，作为一名养老护理员一定要懂得一些饮食的基础知识，什么样的病适合吃什么样的食物，这样你在护理老人时才不会乱套，一般情况下治疗饮食的种类及适用对象都是有要求的，具体见表3-2。

表 3-2　治疗饮食的种类及适用对象

序号	饮食类别	适 用 对 象
1	高蛋白	适用于大面积烧伤、肺结核、肿瘤、贫血、术后恢复等消耗性疾病病人
2	低蛋白	饮食中以蔬菜和含糖高的食物为主。适用于限制蛋白质摄入者，如急性肾炎、肝昏迷、肝功能损害严重、尿毒症、痛风症等
3	低盐	适用于心血管疾病、急慢性肾炎、肝硬化腹水、水肿病人。最好食钾盐，每天控制在3克以内
4	低胆固醇	适用于高血压、脑血管疾病、高胆固醇血症、肝胆疾病病人。动物内脏、鱼子、蛋黄、动物油含胆固醇较高，应少吃或不吃

续表 3-2

序号	饮食类别	适 用 对 象
5	高纤维	适用于习惯性便秘、糖尿病、预防高血脂症的老年人
6	低纤维	适用于消化道疾病，如肠炎、痢疾、腹泻、咽喉或消化道手术的老年人
7	糖尿病	严格限制糖的摄入，忌纯糖，适用于糖尿病病人
8	低脂肪	适用于高血压、高脂血症、急性胆囊炎、胰腺炎、肝炎、肠炎、痢疾疾病病人。过胖者吃清淡食物，忌动物油、肥肉和煎炸食品
9	少渣	适用于消化道溃疡、肠炎、痢疾、胃肠或肛门手术后恢复期、口腔疾病或咀嚼不便的老年人
10	高热量	适用于营养不良、疾病恢复期、肝炎、肝硬化、甲亢等病人，如牛奶、豆浆、粥、藕粉、面包、馒头、蛋糕等淀粉类食物

五、流质食物的制作

1.流质食物的原料组成及营养成分

①原料组成。鸡蛋1个，瘦肉50克，猪肝50克，干黄豆30克，大米20克，胡萝卜100克，青菜100克，全脂奶粉60克，白糖80克，香油5毫升，食盐5克，水600毫升。

②营养成分。上述原料制成的流质食物，其热量约1 300千卡，蛋白质约55克，脂肪约40克。

╭─○【专家提示】

养老护理员还可根据老人的营养需要，适当地更换一些原料。

╰─ ─ ─ ─ ─ ─ ─ ─ ─ ─ ─ ─ ─ ─ ─ ─ ─ ─ ╯

2.给老人制作流质食物的要求

①食物原料要选用新鲜自然的，避免使用加工食品。

②食物与器具要干净卫生，以避免细菌污染。

③流质饮食制作一次要满足一日的需要量。

④制作好的饮食应置于有盖的容器内，并放在冰箱中冷藏保鲜。

⑤每次食用时从冰箱中取出一次的用量，以水浴法或微波炉加热至微温，即可灌食。

⑥食物应在24小时内食用完毕，若未食完，第二天不能让病人食用，应重新制作。

3.流质食物的制作步骤

养老护理员在制作可经口喂流质食物时，可按图3-3所示的操作步骤进行。

步骤一	将鸡蛋、瘦肉、猪肝、干黄豆、大米、红萝卜、青菜（可多配置几种）先煮熟
步骤二	用榨汁机将煮好的食物搅打成较稠且均匀的液体状食物
步骤三	将榨好的液体状食物加上水倒进锅里煮开
步骤四	煮开锅后将全脂奶粉、白糖、香油、食盐一起搅拌均匀再煮开后即可

图3-3 制作可经口喂流质食物的操作步骤

专家提示

养老护理员还可根据老人的喜好调成不同的口味，还可更换不同的原料。这类食物可以用汤匙喂食，也可以用吸管吸食。这类食物每天制作一次够吃三餐即可。

六、提高老人的食欲

老人的饮食和营养，是护理员必须面对的一个重要问题，很多老人都有食欲不振的状况，提高老人的食欲是做好老人饮食营养护理的第一步。

1. 保证营养摄入

有些老人只吃清淡素食，不吃肉、鸡蛋、牛奶等，这种偏食习惯不符合生理上对营养的需要，甚至影响食欲。老人易患病，摄入的药物又较多，缺锌较普遍，所以总觉得吃东西不香，味觉减退，食欲不振。

因此，膳食制作应从营养构成全面、卫生、健康等方面考虑。选料要新鲜，品种要齐全，尽量翻新花样，做到荤素搭配、粗细粮结合、粮菜混吃。

2. 保持咀嚼功能

人到老年牙齿会松动或脱落，影响对食物的咀嚼，使味觉逐渐减退，从而造成食欲减退。为了更好地咀嚼食物，老人的病牙、朽牙和残根应及早拔除，并在拔牙2~3个月后镶上假牙，以便恢复咀嚼功能。

对老人来说，菜、肉等烹饪原料不宜切得过大，应切成小块、碎末、细丝、薄片。在烹制过程中要注意油温、火候的调节，讲究烹调技术，尽量使食物达到软、嫩、烂的程度，使食物酥软，到口一嚼就能散碎，便于老人细嚼慢咽，促进唾液分泌，利于消化。

3. 保持口腔卫生

一个不清洁的口腔是尝不出食物滋味的，因此，养老护理员可指导老人在刷牙时再刷一刷舌面。刷舌不仅对增加味觉很重要，而且可以减少舌背部的微生物，对预防龋齿也有帮助。

4. 刺激嗅觉与味觉

由于老人的嗅觉与味觉不太敏感，因此，食物的颜色、形状应悦目引人，菜肴中添加的佐料和调味料要浓些，但要少油腻，应尽量使饭菜"香气扑鼻"，这样可以诱发老人的食欲。

调味品中可选用桂花、玫瑰、陈皮、枸杞、丁香、姜末、八角、茴香、料酒、花椒和香油等，但应注意少用盐和糖。

5.保护咽部

老人的咽部敏感性下降，因而食物中即使有异物进入咽部也不易感觉到，这样很容易造成伤害。所以在制作老人膳食时，一定要将烹制原料中的骨、刺、核等去掉。

七、老人用餐护理

1.养老护理员在老人用餐护理中的主要工作

①鼓励有自理能力的老人自己用餐。用餐是一种乐趣，自由自在地自己吃，才能真正感受到食物的美味和用餐带来的乐趣。有些护理员，护理有上肢功能或视力障碍的老人时，见他们吃起饭来很吃力，就不自觉地想给他们喂饭。其实这并不是最好的护理方式。事实上，护理员应协助老人自己进食，这样才能使老人身体的机能得到恢复，最终实现生活自理。

②给老人创造良好的用餐环境。优美、整洁的环境，适宜的温度、湿度，清新的空气，整洁、美观的餐具，这些都是增进食欲的条件。而不好闻的气味（如大便、尿味等）、不愉快的景象（如便器、呕吐物等）、不悦耳的声音（如大声的吵闹声、餐具的磕碰声等）都会影响食欲。

在护理老人进餐时，室内要保持整洁，空气要新鲜，必要时应通风换气，排除异味，室温要适度，气氛要轻松。

③帮助老人养成良好的饮食习惯。良好的饮食习惯对维护健康起着非常重要的作用。如果饮食习惯不好，饮食量不当，暴饮暴食或严重偏食，就可能导致身体衰弱、病情恶化。

护理员要根据具体情况进行营养知识的宣传和指导，帮助老人改变不适宜的饮食习惯。要改变多年形成的饮食习惯是很不容易的，护理员要对老人解释清楚调整饮食的原因及重要意义，让其相信改变既往的饮食习惯对获得身体健康的必要性。

④协助老人采取舒适的进食姿势。护理员可使用折叠床、靠背垫、枕头、坐垫等帮助老人保持能使食物容易咽下的姿势。用餐时，要确保老人的上半身稍微前倾。如果老人的上身后仰，食物则

容易进到与食道相邻的气管里，从而出现误咽现象。

2.用餐护理的基本要求

①用餐前避免老人有痛苦、不安、兴奋的治疗和处置。

②保持老人口腔清洁。如果老人口腔不清洁，容易引起口腔疾病，并影响唾液分泌。口腔干净、清爽能使人心情舒畅，也会增强老人的食欲。

③装盘、盛饭要讲究美观，使饭菜具有一定的观赏性，以此调动老人的食欲。

④根据食物的性质调节其温度，味觉与食物的温度有一定关系，如甜味食物在30℃～40℃时感觉最甜；咸味和苦味食物则温度越高感觉越淡，温度越低感觉越浓；酸味则与温度变化没有多大关系，不过温度高了，刺激会稍微大一些。

⑤如果是在福利院，应尽量让老人到食堂与同伴一起用餐；如果是在家里，就让老人和家人一起用餐。

⑥护理员要着装整洁、干净利索，系上干净的围裙，以亲切、和蔼的态度对待老人；适当与老人交谈，唤起老人的食欲；协助老人进食时不要催促老人，一定要让老人细嚼慢咽。

⑦饭后护理员和老人都要洗手，还要督促老人勤刷牙，防止口臭。

⑧护理员在老人用餐过程中，要注意观察老人的食欲和咽食情况，如有异常应及时通知老人的家人或护士（住院护理时），并注意采取预防措施。

3.在餐厅用餐时的护理要求

每天在哪里、和谁一起用餐，都会给老人的饮食生活带来很大影响。现在大部分福利机构都有餐厅，护理员应鼓励，并协助老人尽量到餐厅用餐。

①到餐厅用餐时，对能走路的老人，应尽量让他们自己摆上碗筷，端饭菜，饭后自己收拾饭桌。

②对行走不便的老人，要搀扶着或用轮椅接送，并帮助他们摆上食物，收拾碗筷。

③对患有上肢功能障碍的老人，要给他们提供各种自助餐具，

协助他们用餐。

护理员应努力做到用温和的语言鼓励老人用餐，向老人讲述必要的营养知识，对老人面带笑容，让他们感受到温暖，从而感受到生活的价值，这是护理员的基本职责。

4.在卧室用餐时的护理要求

对于因身体虚弱或患病而无法去餐厅用餐的老人，应让他们在卧室用餐。这时候的用餐护理分为两种类型：一是对能坐起来用餐的老人的护理；二是对卧床老人的用餐护理。具体要求见表3-3。

表 3-3　在卧室用餐时的护理要求

类型	餐前准备	操　作　步　骤
对能坐起来用餐的老人的护理	①餐前要准备好以下物品：汤匙、叉子、筷子、茶杯、围巾、毛巾、防滑垫、防水布、痰盂。 ②只要老人喜欢，用什么样的都可以，但必须是没有破损的、干净的餐具	①开窗户换空气，调整好室内温度。 ②整理床铺，收拾床头柜和餐桌，摆好餐具、防滑垫、防水布等。 ③就餐前帮助老人排泄、洗手和漱口。 ④为老人系上围巾。 ⑤确认饭菜的温度是否适宜，要是太热的话，先放一会儿，以免饭菜过热，烫伤老人。 ⑥最好让老人坐着吃，因为坐姿可以扩大视野，也有助于消化。 ⑦收拾碗筷后，帮老人刷牙、漱口，撤餐具
对卧床老人的用餐护理	①整理床铺，给老人盖好被子后，开窗换空气。 ②询问老人是否要排泄，用餐前应先排泄。 ③用餐前护理员和老人都要洗手	①让老人侧身躺下，把卷好的毛毯或被子垫在身后。如果一侧面部麻痹，应向健康侧躺下，不要向麻痹侧躺下。 ②床上铺毛巾或防水布，在老人的胸前垫一块毛巾。 ③在喂饭之前，让老人先看一眼食物，诱发食欲。 ④为了咽食畅通，湿润口腔和食道，促进唾液和胃液的分泌，饭前应让老人喝茶、喝汤。喝水的时候，如果老人有力气吸，就用吸管。如果老人没有力气吸，就用汤匙喂。用汤匙时，让老人抬起舌头，把汤送进舌底下，以免汤顺着嘴角流出来。用吸管时注意水的温度，以免发生烫伤意外。

续表 3-3

类型	餐前准备	操作步骤
对卧床老人的用餐护理	①整理床铺，给老人盖好被子后，开窗换空气。 ②询问老人是否要排泄，用餐前应先排泄。 ③用餐前护理员和老人都要洗手	⑤喂食。要仔细观察咀嚼和咽食情况，一勺一勺慢慢地喂，并把干食和流食交替喂，喂饭时不要沉默不语，要经常问一问"还要吃什么""好吃吗"等，并鼓励老人多进食。注意在吞咽过程中不能问话，要确认老人咽下去后再问话。喂饭时，为了避免筷子和汤匙碰撞牙齿和牙床，应让老人张大嘴，把食物放在舌头上面，并随时观察咽食情况，以免食物滞留在麻痹侧。 ⑥饭后要询问老人的饥饱程度、满意程度及对护理的感受，以便下一次改善服务。 ⑦收拾碗筷后，帮老人刷牙、漱口，撤餐具及胸前的毛巾（或餐巾纸），让老人变换体位，稍作休息

5.有上肢运动功能障碍老人的饮食护理

老人患有麻痹、挛缩、变形、肌力低下、震颤等上肢障碍时，自己摄入食物易出现困难，但有些老人还是愿意自行进餐。此时，可以自制或提供各种特殊的餐具，如老人专用的叉、勺等。这些专用餐具其柄很粗，便于握持，也可将普通勺把用纱布或布条缠上。有些老人张口困难，可选用婴儿用的小勺加以改造。使用筷子的精细动作对大脑是一种良性刺激，因此应尽量维持老人的这种能力，使用时可用弹性绳子将两根筷子连在一起，以防脱落。

6.有视力障碍老人的饮食护理

对于有视力障碍的老人，做好单独进餐的护理非常重要。护理员首先要向老人说明餐桌上食物的种类和位置，并帮助其用手触摸，以便确认。要提醒老人注意粥汤、茶水等容易引起烫伤的食物。食物中的骨头或鱼刺应剔除。

有视力障碍的老人可能因看不清食物而引起食欲减退，因此要特别注意食物的味道和香味，并给他们讲点刺激食欲的话来调动食欲，也可以让老人与家属或其他老人一起进餐，营造良好的进餐气氛以增进食欲。

> **专家提示**
>
> 　　帮助有视力障碍的老人用餐，应尽量让他们自己吃，并尽量给他们提供用餐方便的食物，如三明治、面包、馒头、包子、饺子等。为便于他们用餐，最好把食物的摆放位置固定下来，如可以根据老人喜欢吃的程度，将食物按顺时针或逆时针方向摆放，也可以把米饭放在左边，把流食放在右边，并让老人用手触摸确认。

7. 对吞咽困难老人的饮食护理

吞咽能力低下的老人很容易将食物误咽入气管，尤其是卧床老人，舌控制食物的能力减弱，更易引起误咽。因此饮食护理要掌握几个要点，如图3-4所示。

要点一	给老人提供容易下咽的食物。容易下咽的食物有酸奶、豆腐、鸡蛋羹、面条、稀饭、粥等，而难以下咽的食物有年糕等黏性大的食物或水分少的面包、饼干、芋头等。烹调时尽量把食物切细些、煮烂些，还可以用芡粉把食物做成糊状
要点二	采取容易咽下的姿势。一般采取坐姿或半卧位比较安全，偏瘫的老人可采取侧卧位，最好是卧于健康侧。进食过程中应有护理员在旁观察，以防发生事故
要点三	让老人细嚼慢咽。喂饭时不能着急，要一点一点喂，并确认是否咽下。如果老人对进餐有恐怖感或厌恶感，应设法帮助老人消除这些精神障碍

图 3-4　对吞咽困难老人的饮食护理要点

专家提示

随着年龄的增加，老人唾液的分泌相对减少，口腔黏膜的润滑作用减弱，因此进餐前应先喝水湿润口腔，对于脑血管障碍以及神经失调的老人更应该如此。

八、照料老人饮水，预防脱水

一般高龄老人一天必需的水分摄取量为 1 400～2 000毫升，不仅在进餐时需要摄取水分，平时也要准备茶水、饮料、牛奶、果汁等，根据老人的嗜好进行选择，以便保证正常的水分供应。一般有尿频和尿失禁的老人，因为担心总去厕所，夜间不能好好睡觉，又担心给护理员添麻烦而控制摄水量。对此，护理员应让他们白天多补充液体，晚餐后根据具体情况决定老人的饮水量。即使是健康的老人，也应向其说明喝水的重要性，积极督促老人喝水，并对高龄老人的脱水现象予以高度重视。

老人由于机体的衰老，细胞萎缩、脱落，体液含量低于青年人，同时心、肾功能低下，导致机体调节功能障碍，因而比青年人更容易出现脱水现象。但是，高龄老人平时一般感觉不到脱水，一旦发现症状为时已晚，并可能导致死亡。对此，养老护理员应特别注意。

1. 如何判断脱水

判断是否脱水，有一种简单的方法，就是看嘴唇是否发干，眼窝是否凹陷，或者先将皮肤捏起，再松手，看出现的皱纹是否能迅速复原。

养老护理员每天都要注意观察老人，如发现脱水现象，就必须立刻补充水分。

2. 预防脱水的措施

①认真做好个人水分摄入记录表，有计划地安排饮水。

②可以把老人一天所需的水装在容器里，让老人从早到晚分几

次喝掉。

③如果出现呕吐、腹泻等容易引起脱水的疾病，更要引起高度重视。

④不能用口腔饮水时，要根据医生的指示进行非经口腔的水分补充（如静脉注射等）。

第二节 排泄护理

一、老人排泄物的观察

老人的排泄机能随着年龄的增加逐渐衰弱，容易引起排泄障碍，因而护理员要注意观察老人的排泄次数、排泄量及排泄物的形状、颜色、气味等，以便及早发现问题。若是家庭护理，发现异样应立即报告老人的家属，建议去医院检查；若是在医院或养老院、福利院里，则要立即报告医生、护士。

1.尿的观察

（1）尿的正常状况　尿的正常状况见表3-4。

表3-4　尿的正常状况

表　象	正　常　状　况
次数和量	成人每天尿量为1 500～2 000毫升，日均排尿4～6次。排尿次数及排尿量与个人的习惯、饮水量、运动量、气候及出汗有很大关系
颜色和气味	正常尿液呈淡黄色，澄清透明，没有恶臭味，如果放置过久，颜色可加深并逐渐变混浊

（2）异常状况　观察尿液是否正常，可以从其次数、量和颜色等方面观察，具体见表3-5、表3-6。

表 3-5　尿次数和量的异常状况

异常种类	排量或次数	适用症状
多尿	日排尿量超过2 500毫升	若伴有口渴，主要见于糖尿病、肾脏疾病、内分泌疾病（如尿崩症）等
少尿	日排尿量少于400毫升	常见于充血性心力衰竭、肝硬化、慢性肾功能不全、尿路阻塞等疾病
夜尿	夜间的排尿次数增多，尿量达到或超过白天的尿量	常见于心脏或肾功能不全，老年人患肾动脉硬化、肾硬化症时也出现夜尿，慢性肾盂肾炎、前列腺肥大的早期症状也使排尿次数增多，特别是在夜间出现尿频

表 3-6　尿液颜色的异常状况

种类	颜色	产生原因
血尿	红色	常见于肾小球肾炎、肾盂肾炎、膀胱炎、肾结核、肾肿瘤及泌尿系结石
混浊尿	混浊	尿里含有大量脓细胞、上皮细胞、管型细胞或细菌等炎症渗出物，另外，还应排除蛋白尿的发生，蛋白尿是肾炎的主要表现
血红蛋白尿	尿色呈浓茶色或酱油色	多由血管内溶血、红细胞破坏、血红蛋白释放入血液中造成，尿隐血试验呈阳性反应，常见于急性溶血、恶性疟疾、血型不合的输血等
胆红素尿	外观呈深黄色，振荡后泡沫呈黄色	尿液中含有大量结合胆红素，多见于阻塞性或肝细胞性等肝胆疾患造成的黄疸症
乳糜尿	外观呈不同程度乳白色混浊状，并含有大量脂类微粒	肠道吸收的乳糜液未经正常的淋巴道引流入血而逆流进入尿液所致，常见于血丝虫病，也可由于各种原因造成淋巴阻塞而致乳糜液进入尿液

2.粪便的观察

（1）粪便的正常状况　粪便的正常状况见表3-7。

表3-7　粪便的正常状况

表　象	正　常　状　况
次数和量	成人每日排便1～3次，平均量为100～300克。排便量的多少根据食物摄入量、种类、液体摄入量、排便次数和消化器官的功能状况而不同。进食细粮及肉食为主者，粪便细腻而量少；进食粗粮，尤其是食用大量蔬菜者，粪便量大。肠、胃、胰腺有炎症或功能紊乱时，因为分泌、消化、吸收不良，粪便量也会增多
颜色和形状	正常成年人的粪便呈黄褐色、柔软，成形与直肠相似，含少量黏液，有时伴有未消化的食物残渣
气味	与摄入的饮食有关。如食肉多，臭味浓厚；食糖多，容易发酵，会发出很浓的酸味

（2）粪便的异常状况

①次数和量。排便次数增加或连续几天无便。

②形状、颜色。对特殊形状、颜色的大便，护理员应予以重视，具体见表3-8。

表3-8　值得人们警惕的粪便

种　类	形状与颜色	产生原因及对策
柏油样大便	形如熬好的沥青膏，漆黑发亮，呈稀薄状。落入水中可见周围泛出血红色或暗红色的粪便稀释液	是十二指肠以上部位的消化道大出血的征象，有时还可能伴有呕血。主要由溃疡病、肝硬化、胃癌、动脉硬化等疾病引起。遇到这种情况应立即到医院去诊治
咖啡样大便	大便颜色偏深，呈咖啡色	提示小肠和大肠出血，有时上消化道出血量少也会出现。应与服用药品（如治疗贫血的铁剂，含碳、铋的药物）及吃过动物血类的食品和绿色蔬菜加以区别

续表 3-8

种 类	形状与颜色	产生原因及对策	
鲜血样大便	大便表面挂一些血迹或便后滴出鲜血，多则涌出，有时还会伴有暗红色血块	多为直肠和肛门出血，如直肠肿瘤、结核、痔等，或为其邻近脏器病变穿破肠管而造成，如子宫疾病等	
白陶土样大便	颜色呈白陶土样	由于肝脏或胆管发生了堵塞，黄色的胆色素类物质不能由肝胆排入肠腔内形成，多数还伴有明显的黄疸，在老人中多由肿瘤所致，应引起警惕。要与吞服钡餐做X光胃肠检查后的大便加以区别	
稀大便、黏液大便、脓血大便	大便次数频繁而稀薄，并伴有恶心、呕吐	多为肠炎或消化不良所致	
	大便中混有脓血、伴有里急后重及发烧、恶心、呕吐甚至休克、昏迷等症状	可能由细菌性痢疾造成，要尽快就诊	
	慢性混有脓血的大便	可见于阿米巴痢疾及肠内恶性肿瘤，如经过一般抗菌治疗无效，应尽快就医	
其他	大便形状正常为柱状、呈条形软便，但在某一角度上存在沟痕	由直肠肛门内的凸起病变划过大便表面造成	应尽快查出病源，及早治疗
	大便外形呈细条、扁平带状	表示直肠或肛门有狭窄部分	

（3）粪便的气味

①酸臭味见于消化不良。

②腐臭味见于直肠溃疡、肠癌。

③腥臭味见于上消化道出血。

二、老人如厕排泄护理

1.便于老人使用的厕所

①厕所的面积不能太小，至少要能够宽松地容纳两个人，门要宽，以方便推进轮椅。

②灯光要明亮，通风良好，室温要适度，地不滑，便于清扫。

③最好有坐便器，坐便器的周围要安装扶手，扶手和卫生纸的摆放位置要方便老人使用。

另外，一定要在厕所内安装电铃或呼叫器，以便老人在出现意外或者便后自己不能处理时叫人帮助。

2.如厕排泄护理基本要求

①在协助老人排泄时，只要帮老人做其力所不及的事就可以了。如果什么事都帮老人去做，反而会让老人不高兴或增强他的依赖心理，不利于老人身心健康。

②掌握排泄的时机。应掌握老人排泄的规律，估计老人该排泄时就要主动询问其是否需要排泄。

③排泄时不要催促老人，否则会使老人紧张，未排干净就草草结束，如果长此以往，容易导致失禁。

④热心、耐心地对待老人的排泄要求。当老人提出排泄要求时，护理员要积极对待，千万不能嫌麻烦或对老人的排泄要求冷漠对待。因为老人要是看到不耐烦的情绪或冷漠的态度，会想"算了，不去厕所了，免得麻烦人"，这样强行憋便、憋尿的话，易导致失禁或因精神紧张而甘心使用尿布等。长此以往，易出现排泄心理障碍，甚至会导致卧床不起。

3.如厕排泄护理操作步骤

如厕排泄护理操作步骤如图3-5所示。

步骤一	小心扶助老人进厕所后，让老人一只手抓住扶手或扶着墙站好，另一只手脱去裤子。若老人身体不便，不能自理，护理员再加以协助

图3-5　如厕排泄护理操作步骤

步骤二	在老人往坐便器上坐的时候，要让老人用两手搂住护理员的脖子，护理员的一条腿插在老人两腿之间，用双手抱住老人的腰，让其慢慢地坐到便器上
步骤三	排泄后，协助老人一只手抓住扶手稍稍起身或稍往前挪动身体后擦净肛门。如果有冲洗器可用冲洗器冲洗肛门和尿道口
步骤四	冲洗后，护理员和老人都要洗手。老人洗手若不方便，要协助其完成
步骤五	搀扶老人回房间

图 3-5　如厕排泄护理操作步骤（续）

三、老人使用移动式便器时的护理

移动式便器通常是为以下老人预备的。

①厕所小，不能同时容纳护理员和老人，而不得不在房间内排泄的老人。

②能够下地，但是行走不便的老人。

③夜间上厕所不方便的老人。

1.使用移动式便器时的护理步骤

使用移动式便器时的护理步骤如图3-6所示。

步骤一	把便器放在床边或墙角处，使其相对稳定，还可以利用扶手或专用支架保持便器的稳定
步骤二	打开便器盖，协助老人从床上移到便器上。移动时护理员要站在老人的对面，老人用双手围住护理员的脖子，护理员稍微分开老人的双腿，把一条腿插入老人双腿之间，用双臂抱住老人腰部，把老人从床上扶起，慢慢地移到移动式便器上
步骤三	帮老人解开腰带，脱裤到膝下，抱着老人慢慢地移到便器上

图 3-6　使用移动式便器时的护理步骤

步骤四	等老人排泄结束后，给老人递卫生纸，抱着老人身体略微往前移动，让老人擦净肛门，再将老人慢慢地从便器上扶起
步骤五	帮老人洗手
步骤六	搀扶着老人回到床上
步骤七	把移动式便器的便盆拿到厕所倒掉排泄物，用清水冲洗便盆（倒掉排泄物时，要注意观察排泄物的颜色、形状等）
步骤八	擦干便盆的水分，把便盆重新装好，盖好外罩，放回原处
步骤九	打开窗户或排气扇，通风换气

图 3-6　使用移动式便器时的护理步骤（续）

2.使用移动式便器时的注意事项

①一定要把便器放在相对稳定的地方。

②如果老人半身不遂，大便时要把便盆放在老人健康的一侧。

③为保护老人的隐私，能够让老人无所顾虑地排泄，最好关上门。若是在多人住室，则要用帘或屏风挡住别人的视线。

④老人便后要迅速收拾、清洗便盆，要注意给房间换气，及时排除异味。

⑤把移动式便器放在老人的居室里暂时不用时，要用罩盖住，以免影响他人的视觉效果。

四、老人使用尿壶、便盆、尿布时的护理

1.尿壶的使用护理

（1）准备工作

①准备尿壶。男性用的尿壶和女性用的尿壶开口形状不同，男性用的尿壶开口小，而女性用的尿壶开口大。

②其他用品。如卫生纸、防水布、热水盆、毛巾等。

（2）帮男性老人接尿的护理步骤　帮男性老人接尿的护理步骤如图3-7所示。

步骤一	床上铺防水布
步骤二	让老人仰卧或侧卧
步骤三	帮老人解腰带，脱裤子至膝下位置
步骤四	帮老人两腿屈膝、分开（不能屈膝时，在老人的膝下垫上卷好的浴巾等），护理员打开尿壶盖，将老人的阴茎插入尿壶，用叠好的卫生纸垫在尿壶口下面，以免尿液撒出。若老人坚持侧卧排尿，则让老人用健康一侧的手拿着尿壶自己接尿
步骤五	确认老人排完尿后，盖好尿壶盖，把尿壶放在地上，用卫生纸擦干净老人的尿道口，帮老人穿好裤子，撤除防水布，用湿的热毛巾帮老人擦手
步骤六	收拾用物，把尿壶拿到厕所倒掉（倒尿时要注意观察尿液是否正常），用干净的水反复冲洗尿壶

图 3-7　帮男性老人接尿的护理步骤

（3）帮女性老人接尿护理步骤　帮女性老人接尿的操作步骤与帮男性老人的操作步骤大致相同，只是女性老人最好取仰卧位排尿（因为采取其他体位时易出现接尿困难，且易污染被褥）。

2.便盆的使用

（1）准备用品　需准备的用品有便盆、防水布、卫生纸、装有热水的洗脸盆、毛巾、擦手巾等。

（2）护理步骤　便盆使用的护理步骤如图3-8所示。

步骤一	关上窗户，拉上窗帘，以免老人受凉，并保护老人的个人隐私
步骤二	若是冬天，应先用热水温暖便盆，或用报纸包住便盆，以免冰凉的便器直接接触老人的皮肤。在便盆里可以铺一些卫生纸，以方便使用后刷洗
步骤三	解开老人裤腰带，脱裤到膝下位置，在其身下铺上防水布

图 3-8　便盆使用的护理步骤

步骤四	放置便盆。告诉老人要放置便盆了，以便获得老人的配合。操作方法如下。 　　①若老人自己能抬起腰部，就先让老人屈膝，护理员在老人的配合下，用一只手臂托起老人腰部，另一只手将便器迅速放入其臀下。 　　②若老人无法靠自己的力量抬起腰部，则可以用一条宽腰带牢牢地系在老人的腰部（带子不要系太紧，但最好是贴近身体，以便于抬起身体），护理员用一只手提带子把老人的腰部提起，另一只手把便盆从老人的两腿之间插入臀下。 　　③也可让老人侧身躺下，把便盆贴在其臀部放好后再轻轻地把老人身体翻转过来（侧卧时让老人背对着护理员），仰卧后，让老人稍微屈膝，以确认便盆的位置是否合适
步骤五	等候老人排便。如果老人排便时间较长，可以在老人的枕边放置呼叫铃，以便老人便后通知护理员过来收拾
步骤六	老人便后，护理员应迅速地把便盆抽出来（抽出便盆时的动作参照插入便盆时的动作），盖好盆盖后暂时放在床下
步骤七	先用卫生纸擦净老人的肛门部，再用可挤出水分的热毛巾仔细擦一遍，清洁后可以擦一点爽身粉，并对长期受压部位进行按摩，以促进血液循环，防止生褥疮
步骤八	给老人穿好衣服，盖好被，打开窗户，换新鲜空气
步骤九	清洁便盆，擦干水，放回原处

图 3-8　便盆使用的护理步骤（续）

专家提示

　　在倒便盆之前须观察排泄物是否正常。如果发现异常，就要留给医生查看。

3.尿布的使用

对于下身麻痹，或频繁失禁，或痴呆严重的老人，可用尿布进行护理。

（1）准备用品　尿布、尿布套、防水布、毛巾、热水、脸盆、卫生纸、爽身粉、污物桶等。

（2）护理步骤　尿布使用的护理步骤如图3-9所示。

步骤一	关上窗户，拉上窗帘
步骤二	将防水布铺在老人的臀下，让老人仰卧
步骤三	解开脏的尿布罩及尿布，把脏尿布向里卷起后压在老人的臀部底下，为老人从会阴部前方向后方擦净，先用卫生纸擦，然后用湿毛巾擦，最后用干毛巾擦干水
步骤四	让老人侧卧，帮老人擦肛门和臀部。先用卫生纸擦，再用湿毛巾擦
步骤五	把脏尿布及尿布套卷起后抽出来，将干净的尿布套及尿布的远侧卷上一半后，压在老人的身下，把另一半展开后铺好，在老人的臀部扑上爽身粉并稍稍按摩长期受压部位
步骤六	让老人仰卧，把卷着的一半干净的尿布抽出后展开，注意身下不要有皱褶，然后包好尿布罩
步骤七	迅速收拾便后物品，开门开窗换气，以便及时排除异味

图3-9　尿布使用的护理步骤

专家提示

给老人垫尿布时，男性前边的部位要垫厚，女性后边的部位要垫厚；腹部不要勒紧，保证腿能自由活动，背部不要有皱褶和接缝；尿量增加的时候适量增加尿布的层数。

护理员应随时检查老人的身体状况，观察是否出现皮疹或压疮等。另外，若是用布尿布，要经常用水煮、晾晒等方法消毒。

五、老人便秘的护理

老人由于身体机能退化，更容易便秘，且便秘会给老人带来很大的痛苦。由于粪便在体内停留时间过久，肠内细菌的分解、发酵和腐败产生的毒素可导致老人头痛、头晕、食欲不振、腹胀、烦躁不安等症状出现。

1.老人便秘的原因

①肠蠕动缓慢。随着年龄的增长，老人的肠蠕动会降低，肠道中的水分相对减少，粪便干燥，导致大便秘结。

②肛肠肌肉过度收缩。有些老人肛门周围肌肉紧张收缩，很难产生便意，使粪便长时间滞留在肠道内，引起便秘。

③精神、体质欠佳。精神紧张、心理抑郁的老人多数有便秘症状，原因是神经调节功能紊乱。一些慢性病患者，如甲状腺功能低下、神经衰弱等，也可出现便秘症状。

④药物因素。许多老人患心脑血管疾病，需要长期服药治疗，而一些抗高血压药物则可能引起便秘。

⑤体内缺水。老人口渴感觉功能下降，在体内缺水时也不感到口渴，这使得老人肠道中水分减少，导致大便干燥。

2.老人便秘的预防及护理

（1）加强宣传，养成定时排便的习惯　向老人做好卫生知识的宣传教育工作，说明老人易便秘的原因，指导他们防止便秘，如重视便意，努力养成定时排便习惯等。

①排泄要有规律。老人最好养成每日一次的排便习惯，每日晨起后，在室内稍做运动，空腹喝一杯凉开水或温开水，然后去厕所排便（不管有没有便意），以培养和保持排便的条件反射。老人更不应抑制便意，一有便意就应去排便。

②排便姿势要正确。排便姿势以蹲位较佳，因为蹲位时，肛管直肠的角度增大，可以加大腹腔内的压力，促进大便排出。患便秘的老人可选择每日进行2~3次胸膝位跪姿（趴下、双腿蜷起、膝关节尽量靠近腹部，臀部抬起）。

但是患有高血压、心脏病的老人，应避免采取蹲位，以防止下蹲时间过久，发生危险。选择坐便时，排便时应躯干向前倾，加大髋部的弯曲，增加腹内压力，促进排便。

（2）加强心理护理　向老人讲述情绪与便秘的关系，帮助他们解除抑郁及恐惧心理，保持良好的心理状态及植物性神经功能的相对平衡。

（3）做好饮食护理　老人应多食富含纤维素的蔬菜和水果，蔬菜中以茭白、韭菜、菠菜、芹菜、西红柿、丝瓜、藕等含纤维素多，水果中以柿子、葡萄、杏子、鸭梨、苹果、香蕉等含纤维素多。但不宜多吃苹果和柿子（因其含有鞣酸可致便秘）。

如老人牙齿不好，不能进食较硬的粗纤维蔬菜、水果，可将蔬菜切成细末煮烂，将水果切成小薄片后食用。另外，每日冲服蜂蜜水2~3次可起润肠通便的作用。

（4）加强锻炼　护理员应告知老人久坐少动容易便秘，鼓励老人适当做一些运动。

①按摩腹部。平卧放松，按顺时针方向按摩腹部，每次20~30分钟。

②收腹鼓腹运动。平卧时深吸气，将腹部鼓起，呼气时收腹，反复做10分钟左右。

③提肛运动。平卧或坐位时做收缩肛门运动。

3.老人便秘的几种家庭治疗法

（1）运动、按摩　适度的全身运动能够促进肠的蠕动，具有通便的效果。能走路的老人，每天定时进行一定量的散步和全身运动，能够防止便秘。坐在轮椅上或不能走路的老人，可以双手把住轮椅扶手，上身和腰部左右转动或双腿并拢慢慢往上抬腿，然后慢慢放下腿，如此反复进行数次。长期卧床的老人要勤翻身，或做健腰运动，或自动地活动腿。另外，以肚脐为中心，按顺时针方向或逆时针方向反复按摩，也可以缓解便秘。如果老人自己能做，就尽量让老人自己来做。

（2）热敷法　对经常便秘的老人还可以采用热敷的方法。具体做法是：把毛巾放进热水盆中，捞出后挤掉水分，依次敷在腹部和腰部，在热毛巾上面放一块塑料布或浴巾，以防止热度快速散发；敷10~15分钟，再更换一下热毛巾。如果配合按摩，效果会更好。

（3）挤压腹部和掏便

①挤压腹部。让老人侧卧、屈膝，护理员一手握拳，按结肠走行方向，升结肠→横结肠→降结肠→乙状结肠，用一定的力度挤压腹部。

②掏便。如果大便过硬排不出来，或因腹肌功能减弱用不上力而滞留在肛门口排不出来，可采用掏便的方法。掏便的操作步骤如图3-10所示。

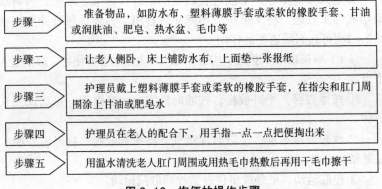

图3-10　掏便的操作步骤

（4）用栓剂或服用泻药　采取以上各种方法仍然排不出便时，可用栓剂或服用泻药。

专家提示

由于老人的体质和便秘的程度不同，使用的泻药种类和药量也不同。使用时最好请医生开处方，确保安全。给老人首次用泻药时，要注意观察服药后多长时间产生便意、是一次排完还是分几次排完、便的形状如何等。

栓剂与泻药相比，其药力温和、副作用小，体质弱的老人可以放心使用。一般常用的栓剂有开塞露、甘油栓和肥皂栓等。栓剂的具体使用方法见表3-9。

表 3-9　栓剂的使用方法

栓　剂	使　用　方　法
开塞露	开塞露由50%甘油及少量山梨醇制成，装在塑料胶壳内，用时剪去封口端，挤出少许液体润滑开口处，然后将其管端插入肛门，挤入药液，5~10分钟后再排便
甘油栓	甘油栓由甘油明胶制成，使用时护理员要戴指套，捏住栓剂底部，轻轻将其插入肛门6~7厘米处，然后用纱布抵住肛门并轻轻按揉，5~10分钟后再排便
肥皂栓	将普通肥皂削成圆锥形（不要削太尖，长3~4厘米即可），蘸水后轻轻插入肛门，用手纸抵住肛门并轻轻按揉，5~10分钟后可引起自动排便

六、老人腹泻的护理

腹泻是一种常见的消化系统疾病，俗称"拉肚子"。腹泻是指每日大便3次以上，并且是稀便。

1.腹泻的危害

腹泻时，体内的水分和盐分大量丢失。水分丢失，会使人体处于脱水状态，导致血容量减少，血黏度增加，血流缓慢，形成血栓，从而阻塞血管。若阻塞冠状动脉时，易发生心绞痛、心肌梗死；若阻塞脑血管时，会发生缺血性中风。

盐类，如钾、钠、钙、镁等金属离子，是人体重要的阳离子，除维持血液酸碱平衡外，还维持心跳节律和神经传导。若阳离子的大量丢失会导致心律失常，甚至猝死。

2.腹泻的护理

① 饮食护理。腹泻时不但不能禁食，还应适当补充一些营养丰富而容易消化的食物，如藕粉、鸡蛋面糊、豆浆、细面条、豆腐

脑、大米莲子粥、小米扁豆粥、薄皮馄饨等，并应做到少食多餐、细嚼慢咽，以利营养素的消化吸收。

> **专家提示**
>
> ①切勿吃蒜。腹泻多半是由于身体受凉或吃了不干净的食物所致，如果进食大蒜等辛辣食品，会加重对肠壁的刺激，使腹泻更加严重。如果是急性腹泻不要吃大蒜，特别是生蒜。一般大蒜是在平时服用，可以杀菌预防腹泻。腹泻时可以适当进食稀释2倍的醋，也可饮浓茶，能够起到抑菌作用。
>
> ②切勿吃鸡蛋。鸡蛋很有营养，有补养脾胃的功效，但是老年人腹泻期间，吃鸡蛋不但起不到滋补身体的作用，反而会导致病情加重。

②补充水分。腹泻时，常有不同程度的脱水，因此，应鼓励老人多喝淡盐开水、菜汤、米汤、绿豆汤、西瓜汁等，以补充损失的水分和无机盐，维持体内酸碱平衡，促使早日康复。

③排便后清洁。腹泻会造成肛门周围溃烂，因此，每次排便后要用温水冲洗或用温毛巾擦拭，必要时可在肛门周围涂药膏。

④及时就医。对老人的腹泻应予以高度重视，腹泻除具有上述危害外，还可能是肠炎、肠癌等严重病症的重要症状，长期严重腹泻的发生极有可能是肠炎、肠癌等病症在作怪。老人发生腹泻时，应及时到正规专业医院进行治疗，切不可拖延，以免引发不良后果。

七、老人尿失禁的护理

老人，特别是老年妇女，在咳嗽、打喷嚏、大笑或屏气用力等加大腹压动作时，常有少量尿液控制不住而流出。这种尿液不受控制而经尿道流出的现象称为尿失禁。尿液的浸渍会诱发会阴湿疹、皮炎、外阴瘙痒等，使老人非常痛苦。

1.老人尿失禁的原因

老人尿失禁最常见的原因是盆腔隔膜的障碍。膀胱位于盆腔隔膜之上，老人，特别是老年妇女，盆腔隔膜和尿道周围的组织松弛无力，当腹内压增高时（如咳嗽、体位改变等）可引起遗尿，即张力性尿失禁。

尿失禁还见于尿道及膀胱出口障碍，这类疾病在女性中多见于老年性阴道炎，而男性患者主要是前列腺增生。

膀胱本身障碍也是尿失禁的原因之一，如膀胱肿瘤、结石、炎症等均可引起尿失禁。

另外，控制排尿的神经障碍也是老人尿失禁的一个重要原因。

2.老人尿失禁的护理

①尽快就医。老人如果出现尿失禁，应尽快到医院就诊，查明病因，对症治疗。

②指导老人的排尿训练。让其每天做数次会阴部肌肉的收缩和放松练习，每2～3小时排尿一次，以加强排尿训练效果。

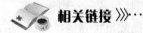 **相关链接** 》》》·····························

排便、排尿训练方法

①缩肛（提肛）法。屏气时提收会阴，呼气时放松肛门，一收一放为一次，每次持续数秒钟，反复做10分钟，每日做2～3次。可利用晨练、等车、午休、睡前等时间，不拘场所，见缝插针，只要持之以恒，必可见效。

②下蹲法。每日2～3次，每次10分钟。下蹲与站起的速度不要太快，频率不要太高，一般1分钟下蹲10次左右即可。下蹲时可手扶椅背、墙壁。

③中断小便法。排小便时有意识地中断，然后再重新排出。这种锻炼起初较为困难，经反复训练后才能有效果。

③护理员对老人尿失禁应给予充分理解，尊重老人，注意保护老人的隐私，告诉老人对治疗要有信心，同时与老人家属及时沟通，取得家庭的支持和理解。

④保持局部清洁、干燥。保持被褥整洁、干燥，尿湿后及时更换，每次排便后用温水清洗会阴及肛门周围。

⑤适量饮水，以减少尿路感染和结石的形成。一般情况下，老人每天应摄入 2 000 ~ 3 000 毫升的水，晚餐后应适当控制水的摄入，以减少夜间尿量，让老人有充分的睡眠时间。

⑥指导老人养成良好的生活习惯，穿宽松、柔软、舒适且易解的衣裤，减轻对腹部的压力，定时开门窗，通风换气，除去不良气味，保持室内空气清新。

⑦鼓励老人多参加社会活动，增强自信心。对过度紧张、焦虑的老人，护理员应经常与老人谈心，周到的照护有利于老人心理平衡，可预防尿失禁。

3. 尿失禁辅助用品

尿失禁辅助用品的种类较多，有成人纸尿裤、成人纸尿片、成人纸尿垫、成人尿不湿、纯棉成人尿布、男用接尿器、女用接尿器、男用尿套尿袋系列、男用卧床接尿器、尿湿提醒报警器等。尿失禁辅助用品见表 3-10。

表 3-10 尿失禁辅助用品

种 类	图 示	可选用之辅助用品特质
便壶		体积小、轻便，可用于床上（坐、立或躺卧）。用后需清洗
尿片裤（贴身型/弹性）		用柔软材料制造，外附防水袋，以便放置吸水垫吸收尿液，确保皮肤干爽。但须定时更换，不适宜夜间或长时间使用

续表 3-10

种 类	图 示	可选用之辅助用品特质
裤型纸尿片		设于尿裤中间，可令穿着者更通爽，不觉臃肿，特别适合行动自如的失禁人用。底层附有尿湿显示以便适时更换。用后即弃，不用清洗
卫生床垫		床垫内层柔软，具吸水作用。四周封边，防止水分外溢，避免弄污床垫床单、被褥。面层为坚韧吸水纸以确保皮肤干爽。用后即弃，不用清洗
男性用尿套		采用天然乳胶制造，安全卫生。尿套应配合使用者阴茎尺码，避免太松或过紧，并附有海绵胶贴以固定尿套

八、老人排便失禁的护理

排便失禁是指老人排便不受意识支配，在毫无知觉的情况下排便，原因是肛门括约肌失去了控制能力。

1.准备护理用品

照料排便失禁老人，应准备一次性尿垫，它可缩小潮湿污染的范围，降低皮肤的受损程度。

2.皮肤护理

做好皮肤护理对排便失禁及卧床老人是极其重要的，最具有预防性的措施主要集中在减轻压力、更换体位、加强营养、注意卫生、预防感染等方面，而不是单纯地对排便失禁的护理。

①大便失禁老人的床应垫塑料布及布单，然后用旧布等将老人

臀部兜住，或用硬纸壳做成簸箕式样，里面垫上废纸放在臀下，方便便后取出倒掉，以减少清洗工作。

②掌握老人排便规律，按时放便盆排便。

③便后用温水、肥皂洗净会阴及肛门周围，发现臀部有发红现象时，可涂凡士林油、四环素药膏或氧化锌软膏，夏天可扑些爽身粉。臀红严重的可用60瓦灯泡照射局部，每日两次，每次30分钟，但要注意勿烫伤老人。

3. 心理护理

护理员要不怕秽臭，并关心体贴老人，以消除老人羞涩、焦虑的情绪。

4. 进行排便训练

①对老人进行控制排便的训练。具体方法为：取站位、坐位或卧位，先慢慢收缩肛门肌肉再慢慢放松，每次收缩时间为10秒钟，连续练习10次后可稍作休息，然后重复以上练习。每次练习时间为20～30分钟，每天数次，以不感到疲劳为宜。

②每隔2～3小时给病人使用一次便盆，指导病人练习自己排便，逐步恢复肛门括约肌的控制能力。

5. 合理安排饮食

改善饮食结构，为老人提供高蛋白、高热量、易消化、含纤维素多的食物，以利于排便通畅。增加膳食中食物纤维的含量，食物纤维不会被机体吸收，但可增加粪便的体积，刺激肠蠕动，有助于恢复肠道功能，加强排便的规律性，有效改善排便失禁状况。

九、老人肠胀气的护理

胃肠道胀气是人们对消化不良引起的一系列症状的总称。消化不良多表现为饭后腹部疼痛或不适，常伴有恶心、嗳气、打嗝、肚子胀等。

1. 引发肠胀气的因素

（1）胃肠疾病

①引发肠胀气的胃部疾病主要有急性胃炎、慢性胃炎、胃下垂、急性胃扩张、幽门梗阻、胃溃疡、胃癌等。

②引发肠胀气的肠道疾病主要有细菌性痢疾、阿米巴痢疾、肠结核、急性出血性坏死性肠炎等。

③完全性或不完全性肠梗阻。

④肠系膜上动脉综合征、肠道寄生虫病等。

⑤胃肠神经官能症，包括吞气症、胃泡综合征、肝脾曲综合征、结肠过敏等。

（2）肠蠕动减慢 老人由于身体机能减弱和活动量减少，再加上长期卧床，相对肠蠕动减少，不利于排出体内多余气体，从而引发肠胀气。

（3）进食过多产气食物或吞入过多空气 产气食物在消化过程中产生大量气体，积存于肠道内，易诱发肠胀气。

2.减少肠内气体产生的方法

（1）心理护理 向老人说明引发肠胀气的原因、治疗及护理方法，以缓解老人的紧张情绪。

（2）调整饮食习惯

①指导老人养成细嚼慢咽的好习惯。

②如果肠胀气与饮食有关，应为老人选择易消化的饮食，尽量不食用豆类、糖类等产气性食物，同时进食速度不宜过快，少饮碳酸饮料，以减少肠内气体的产生。

（3）促进排气

①鼓励并协助老人适当活动。对卧床老人，应经常帮助其更换卧位，如病情许可，可适当下床散步。

②适当进行腹部热敷或按摩。

第三节 睡眠照料

一、老人睡眠的生理变化

老人的睡眠如同其他生理机能一样，随着年龄的增长，其质和量都会逐渐有所下降。老人睡眠的生理变化表现为以下几点。

①对睡眠时间的需要减少。

②从睡眠结构上看，浅睡眠比例增多，深睡眠比例减少，即睡眠深度变浅。

③觉醒次数增多，有效睡眠时间缩短。

④睡眠时间提前，即晚上困意出现早（早睡），早晨醒来的时间前移（早醒）。

⑤白天易困倦、打盹。

⑥睡眠中出现打鼾和睡眠呼吸暂停的概率增加。

⑦从内分泌改变上看，睡眠中释放的生长激素和褪黑激素减少。

二、老人睡眠的护理

1.协助老人采取正确的睡姿

中医养生学认为，正确的睡姿对于消除疲劳、防止疾病和延年益寿颇有好处。睡姿一般有仰卧、俯卧、侧卧三种，侧卧又有左侧卧、右侧卧之分。正确的睡姿为右侧卧，右侧卧有三大好处。

①人的心脏位于胸部左侧，右侧卧可使较多的血液流向右侧，从而减轻心脏的负担。

②人体内十二指肠、小肠、大肠均是右侧开口，当人们右侧卧时，胃内的食物可顺利进入大小肠，从而有利于人体对营养物质的消化、吸收及废物的排除。

③肝脏位于人体右上腹部，右侧卧能使较多的血液经过肝脏，从而提高肝脏生物功能，有益于肝脏对毒素的分解。

2.稳定老人的情绪

当老人无法入睡时，给老人听一些舒缓、优美的音乐，有助于消除紧张、焦虑，转移其注意力，帮助其入眠。帮助失眠老人选择曲目时，要尽量选择熟悉的、舒缓的、优雅细腻的乐曲，如《催眠曲》《摇篮曲》《月夜》《良宵》《梅花三弄》《高山流水》《阳关三叠》《小城故事》《海滨故事》《江南好》等。

3.老人睡前的准备步骤

在老人要睡觉时，养老护理员要为老人做好睡觉前的准备工作，可按图3-11所示的步骤进行准备。

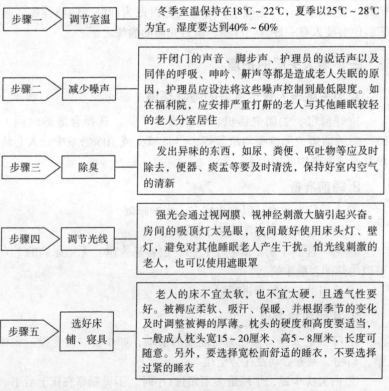

步骤一	调节室温	冬季室温保持在18℃～22℃，夏季以25℃～28℃为宜。湿度要达到40%～60%
步骤二	减少噪声	开闭门的声音、脚步声、护理员的说话声以及同伴的呼吸、呻吟、鼾声等都是造成老人失眠的原因，护理员应设法将这些噪声控制到最低限度。如在福利院，应安排严重打鼾的老人与其他睡眠较轻的老人分室居住
步骤三	除臭	发出异味的东西，如尿、粪便、呕吐物等应及时除去，便器、痰盂等要及时清洗，保持好室内空气的清新
步骤四	调节光线	强光会通过视网膜、视神经刺激大脑引起兴奋。房间的吸顶灯太晃眼，夜间最好使用床头灯、壁灯，避免对其他睡眠老人产生干扰。怕光线刺激的老人，也可以使用遮眼罩
步骤五	选好床铺、寝具	老人的床不宜太软，也不宜太硬，且透气性要好。被褥应柔软、吸汗、保暖，并根据季节的变化及时调整被褥的厚薄。枕头的硬度和高度要适当，一般成人枕头宽15～20厘米、高5～8厘米，长度可随意。另外，要选择宽松而舒适的睡衣，不要选择过紧的睡衣

图3-11　老人睡前的准备步骤

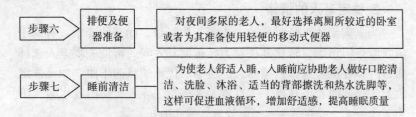

图 3-11　老人睡前的准备步骤（续）

4.老人睡醒后的护理

睡醒之后，可指导老人做一些伸腰、展臂、伸腿之类的身体舒展活动，同时做深呼吸，使肺部活跃起来，令循环加快，经脉气血畅通，焕发精神。一觉醒来，姿势由侧卧改为仰卧，四肢伸展，起床后便会使人有一种身心舒畅、精力充沛的愉悦之感。

三、老人失眠的护理

1.为失眠老人营造良好的睡眠环境

拉好窗帘，关闭电话机，防止噪声干扰，选择合适的时间入睡，临睡前避免喝咖啡与浓茶等，尽量减少或消除居室中让人心情烦乱或使睡眠中断的因素。

2.睡前准备

①入睡前少饮水，以防夜尿多，影响睡眠。

②睡眠前用温水泡澡或热水泡脚。

③喝一杯热牛奶，既利于补钙，也容易入睡。无糖尿病的老人可以喝热的含糖牛奶。

④适当散步也能促进睡眠。

3.其他注意事项

①叮嘱老人坚持参加力所能及的活动，如步行、健美操、太极拳、购物、家务劳动及社会交往等。

②白天应少睡，午睡最多不超过1小时。不要躺靠在床上看书、看电视，减少白天卧床时间，以保证夜间睡眠。

③失眠严重者，可在医生指导下使用药物。

4.催眠按摩及操作步骤

有些老人在晚上兴奋不能入睡的，养老护理员可以为老人做一下按摩，让他慢慢平静下来，有利于睡眠。催眠按摩的操作步骤如图3-12所示。

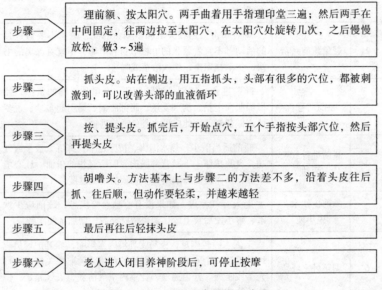

步骤一　理前额、按太阳穴。两手曲着用手指理印堂三遍；然后两手在中间固定，往两边拉至太阳穴，在太阳穴处旋转几次，之后慢慢放松，做3～5遍

步骤二　抓头皮。站在侧边，用五指抓头，头部有很多的穴位，都被刺激到，可以改善头部的血液循环

步骤三　按、提头皮。抓完后，开始点穴，五个手指按头部穴位，然后再提头皮

步骤四　胡噜头。方法基本上与步骤二的方法差不多，沿着头皮往后抓、往后顺，但动作要轻柔，并越来越轻

步骤五　最后再往后轻抹头皮

步骤六　老人进入闭目养神阶段后，可停止按摩

图 3-12　催眠按摩的操作步骤

四、健康引导与睡眠指导

1.健康引导

应向老人宣传科学锻炼对减少疾病和促进睡眠的重要性，并指导老人坚持参加力所能及的日间活动，如步行、健美操、家务劳动及社会交往等。

2.睡眠指导

养老护理员在给老人做睡眠指导时，其指导要点见表3-11。

表 3-11 指导老人睡眠的要点

序号	指导要点	具 体 说 明
1	睡姿的指导	睡姿以"卧如弓"为佳,尤其以右侧卧为好,有利于肌肉组织松弛,消除疲劳,帮助胃中食物朝十二指肠方向蠕动,避免心脏受压。右侧卧过久,可调换为仰卧。舒展上下肢,将躯干伸直,勿将手压在胸部,不宜抱头枕肘,双下肢避免交叉或弯曲,忌张口而睡,忌蒙头而睡,忌当风而睡
2	避免睡前兴奋	睡前兴奋会招致失眠和多梦,因此,睡前不要做过强的活动,不宜看紧张的电视节目和电影,不宜看深奥的书籍,勿牵挂家事,勿饮浓茶或咖啡
3	睡前勿进食	睡前进食,特别是油腻食品,会增加胃肠的负担,使横膈肌向上抬,胸部受压,腹部胀满,易引起多梦、说梦话、做梦魇,因此应极力避免睡前进食
4	睡前进行放松活动	睡前适当散步、热水泡脚、按摩足下,练练太极拳或气功,自我按摩一下腰背部肌肉,听听轻快的乐曲,让心境宁静,从而提高睡眠质量。忌睡前用脑过度
5	睡前少饮水,先小便	老人肾气亏虚,如果没有心脑血管疾患,睡前应少饮水,解小便后再上床,避免膀胱充盈,增加排便次数
6	调整卧室环境	老人入睡较困难,极易受环境因素影响,养老护理员应为其设置一个安静、清洁舒适的环境。睡前要关灯或使灯光柔或暗淡,开窗通气,让室内空气清新,氧气充足,但应预防感冒

五、老人睡眠打鼾的护理

老人睡觉时打鼾,是由上呼吸道振动引起的。一般肥胖的老人易发生。养老护理员护理打鼾老人时要注意以下三点。

①要观察打鼾老人的睡眠情况,如发现睡眠期间出现呼吸暂停现象,且每小时暂停4次以上,就应及时到医院呼吸睡眠障碍科诊治,否则会有生命危险。

②要提醒老人注意减轻体重。

③调整老人的睡眠姿势,尽量不要采取仰卧位。

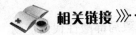

放松疗法

放松疗法是通过逐步放松精神和肌肉，诱发入睡的治疗方法，适用于各种原因引起的入睡困难或夜间醒后难以再睡的失眠，对伴有焦虑的失眠症效果更佳。初学者要学会放松肌肉的方法。首先体会一下紧张与放松的感觉，紧握右手拳头，并持续5～7秒，注意体验不舒适感；接着，很快将手放松，好好地享受一下肌肉松弛的滋味，持续15～20秒，此时会有手臂温暖感。注意体会紧张与放松之间有什么差别。体会了放松感觉后，再练习不经紧张而直接放松肌肉和自然地放松全身肌肉。掌握放松肌肉的方法以后，就可以用于治疗失眠症。方法是：晚间上床或夜间醒来难以入睡时，排除一切杂念，把全部的感觉集中在肌肉放松过程上，并注意享受这种平静而舒适的滋味。放松时，一般按左肩、左臂、左手、左手指、右肩、右臂、右手、右手指、胸、背、腰、臀、左大腿、左小腿、左脚、右大腿、右小腿、右脚、头、面、颈的顺序进行，这一过程做得越细致越好。完成全部放松没有时间限制，依个人具体情况而定，但不宜过快，重点是体会放松的感觉。

六、老人睡觉引起腿脚抽筋的护理

1.老人睡觉引起腿脚抽筋的常见原因

抽筋的学名叫肌肉痉挛，是一种肌肉自发的强直性收缩。抽筋是缺乏钙和镁的表现，钙和镁是神经系统调节的重要元素。当缺乏钙和镁的时候不仅会有肌肉痉挛的情况发生，还会影响睡眠质量。发生在小腿和脚趾的肌肉痉挛最常见，发作时疼痛难忍，尤其是半夜抽筋时往往把人痛醒，好长时间不能止痛，且影响睡眠。

引起腿脚抽筋的常见原因大体有以下四种。

①外界环境的寒冷刺激，如冬季夜里室温较低，睡眠时盖的被

子过薄或腿脚露到被外。

②疲劳、睡眠、休息不足或休息过多导致局部酸性代谢产物堆积，均可引起肌肉痉挛。如走路或运动时间过长，使下肢过度疲劳或休息睡眠不足，使乳酸堆积；睡眠休息过多过长，血液循环减慢，使二氧化碳堆积等。

③老年妇女雌激素下降，骨质疏松，都会使血钙水平过低，肌肉应激性增加，而引发肌肉痉挛。

④睡眠姿势不好，如长时间仰卧，使被子压在脚面，或长时间俯卧，使脚面抵在床铺上，迫使小腿某些肌肉长时间处于绝对放松状态，也会引起肌肉"被动挛缩"。

2.小腿抽筋发作时该怎么办

小腿抽筋发作时应根据不同的原因采取下列不同的对策，解除痉挛而止痛。当发生抽筋时，只要"反其道而行之"，即朝其作用力相反的方向扳脚趾并坚持1～2分钟以上，即可收效。具体来说，如果是小腿后面的肌肉抽筋，可一方面扳脚使脚板翘起，另一方面尽量伸直膝关节；如果是小腿前面的肌肉抽筋时，可压住脚板并用力扳屈脚趾。

3.怎样预防腿脚抽筋

为了预防老人腿脚抽筋，平时应注意以下几点。

①驱寒保暖。

②注意睡眠姿势。

③走路或运动时间不可过长。

④适当参加体育锻炼。

⑤必要时补充一些维生素E。

⑥适当补钙，含乳酸和氨基酸的奶制品、瘦肉等食品，能促进钙盐溶解，帮助吸收。

人们常见的腿抽筋其实是小腿肌肉痉挛，表现为小腿肌肉如腓肠肌突然变得很硬，疼痛难忍，可持续几秒到数十秒钟之久。发生原因也是缺乏机体钙和镁的表现。缺乏钙和镁还会引起神经系统的其他状况，如头痛、肌肉痛，还会引起心律不齐，严重时还会引起更多的疾病。

4.老人小腿抽筋的应急处理

一旦老人发生小腿抽筋，养老护理员可以马上用手抓住老人抽筋一侧的大脚趾，再使老人慢慢伸直脚，然后让老人用力伸腿，小腿肌肉就不抽筋了；或养老护理员用双手使劲帮老人按摩小腿肚子，也能见效。如果老人腿抽筋的情况多次频繁发生，则应就医治疗。

第四节　清洁照料

一、照顾老人盆浴

1.照顾老人盆浴的要求

（1）检查老人有无异常　如有以下情况，必须避免洗澡。

①身体非常虚弱、心跳加快、呼吸困难、发烧等。

②严重的贫血、出血性疾病及感染性疾病。

③跌打创伤（包括褥疮）。

④收缩压在200mmHg以上。

⑤空腹及饱餐后。

（2）调好浴室、更衣室的温度　即使是冬天也要保持在22℃~24℃，尽量缩小两室的温差。

（3）要采取安全措施　地面要保持清洁、干爽。如果地面湿滑，老人容易跌倒、摔伤。地面和浴盆里要铺上防滑垫。另外，在浴盆周围和洗浴室、更衣室的墙上要安装扶手。

（4）准备物品　一套干净的衣服、浴巾、毛巾2条、浴室用椅子（最好高度与浴盆保持一致，以便进出浴盆方便）、洗脸盆、搓脚石、香皂、浴液、洗发液、宽的布腰带等。

2.照顾老人盆浴的护理步骤

照顾老人盆浴的护理步骤如图3-13所示。

步骤一

①如果老人自己能进浴盆就让他自己进浴盆，但要告知其正确的方法。老人要坐在浴盆外面的洗浴台上，用健侧的手抓住浴盆周围的扶手，先把健侧的腿迈进浴盆，然后用健侧的手抬起麻痹侧的腿放进浴盆里

②如果老人自己进浴盆不方便，护理员就要协助老人进浴盆。护理员要站在老人的身后，用双手抱住老人的腰部或抓住缠在老人腰部的宽腰带，把老人慢慢扶起后，让老人坐在浴盆边缘的台上。然后让老人用健侧的手抓住扶手，护理员用一只手抓住缠在老人腰部的宽腰带，扶住老人的身体，另一只手抬起老人麻痹的腿慢慢地放进浴盆里

步骤二

护理员从老人身后用双手抱住老人的腰部或抓住缠在老人腰部的宽腰带，慢慢地把老人放进浴盆里

步骤三

洗澡。用香皂或浴液擦洗身体后，要用水（40℃~45℃）反复冲洗身体，再次浸泡在浴盆里暖和身体（5分钟左右即可）

步骤四

如果老人自己不能从浴盆里出来，护理员要予以协助，让老人用健侧的手抓住扶手，用健侧的腿支撑身体

步骤五

护理员要站在老人的身后，用双手抱住老人的腰部或抓住腰带，与老人同时用力，把老人慢慢从浴盆里扶起来，使其坐在浴盆边缘的台上

步骤六

护理员一只手抓住缠在老人腰部的腰带，扶住老人的身体，另一只手抬起老人麻痹侧的腿慢慢地从浴盆里抬出来

步骤七

护理员要站在老人的对面，把老人的双腿微分开，把自己的一条腿插进老人双腿之间，用双手抱住老人的腰部或抓住缠在老人腰部的宽腰带，把老人慢慢扶起，然后让老人坐在椅子上

步骤八

从浴盆里出来后迅速将老人的身体擦干，为其穿上干净的衣服

步骤九

穿衣后，扶老人回房间休息

步骤十

洗浴之后要及时为老人补充水分，并再次进行脉搏、体温、血压等的测定，观察有无异常

图3-13　照顾老人盆浴的护理步骤

> **专家提示**
>
> 洗浴时，如果老人发生头晕、恶心、呼吸困难等症状，要立即结束洗浴，但不要让老人的身体骤然受冷，先用浴巾裹住身体，休息一会儿，等平静下来后，把老人送回房间，测量一下脉搏、体温、血压等。如果老人晕倒在浴盆里，不要慌张，也不要随意搬动，先拔掉排水栓将浴盆里的水排出，同时向医护人员或家庭成员求助。

二、给老人擦浴的护理

对有皮肤病、褥疮及身体很虚弱而无法进行淋浴、盆浴的老人，应采用床上擦浴的清洁方法，按照脸→耳→臂→颈→胸→腹→腿→背→腰→臀→会阴部的顺序擦。

1. 给老人在床上擦浴的要求

①进行脉搏、体温、血压等的测定，确认老人身体有无异常。

②询问老人是否要排泄。

③水温在50℃左右。

④尽量让老人保持舒适的体位。

⑤尽量保护好个人隐私，要拉好窗帘，如果在福利院或医院多人同住的情况下，可以用帘或屏风挡住别人的视线。

⑥每擦洗一处，均应在其下面铺上浴巾，以免将床单弄湿。

⑦及时更换或添加热水，保持水温，避免着凉。

⑧注意观察皮肤有无异常，擦洗完毕，可在骨突处用50%的酒精做按摩，防止出现压疮。

⑨注意观察老人的情况，若出现面色苍白、发冷等，应立即停止擦洗，给予保暖措施。

⑩擦洗动作要敏捷，用力适当，从末梢往中枢方向擦，注意擦拭身体凹凸部位和皮肤重合的部位，并注意避免老人不必要的暴露，防止受凉。

2.为老人擦浴的操作步骤

养老护理员在为老人擦浴时，可按图3-14所示的操作步骤进行。

步骤一	擦浴前应准备好擦浴用品、干净的衣裤和被褥
步骤二	先擦洗脸及颈部。擦眼部时由内侧眼角向外侧眼角擦拭，并注意耳后及颈部皮肤皱褶处的清洁
步骤三	协助老人脱下上衣。先脱近侧，后脱远侧。如老人肢体疼痛或有外伤，应先脱健侧，后脱患侧。在擦洗部位下垫上大毛巾，依次擦洗两上肢和胸腹部，继而协助老人侧卧以擦洗后颈、后背和臀部。擦洗时先用涂有浴皂的湿毛巾擦洗，然后用湿毛巾擦去皂液，再用清洗后的毛巾擦一遍，最后用干浴巾边按摩边擦干
步骤四	上身擦洗完毕后为老人换上清洁上衣，先穿患肢，后穿健肢
步骤五	协助老人脱裤，擦洗下肢、双脚，擦完后换上干净裤子。然后换水，用专用的盆和毛巾擦洗会阴部
步骤六	帮老人穿衣、梳头，必要时剪指甲及更换床单。然后清理用物，放回原处
步骤七	为老人补充水分，判断其有无异常症状

图 3-14 为老人擦浴的操作步骤

三、护理老人洗脸

1.脸部的清洁要求

脸部的清洁护理是日常生活的必要环节。不管是健康的老人，还是卧床的老人，每天都要洗脸、护脸。如遇到身体障碍，生活不能自理时，脸部的清洁与护理须在护理员的帮助下进行。清洁时，按眼部→额部→鼻部→两颊→耳→颈部的顺序进行，要求如下。

①眼部。由内眼角向外眼角擦拭。

②额部。额部由中间向外擦洗。

③鼻部。鼻部由上向下擦洗。

④两颊。面颊由内向外擦洗。

⑤耳部。轻揉耳垂，注意洗净耳部、耳后皮肤皱褶部位。

⑥颈部。顺颈部擦洗，注意洗净及颈部皮肤皱褶部位。

2.给老人洗脸的操作步骤

养老护理员在为老人洗脸时，可按图3-15所示的操作步骤进行。

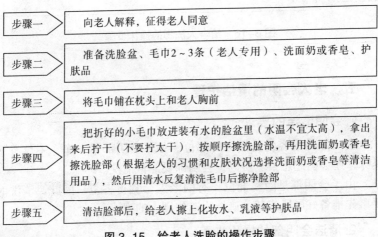

图3-15 给老人洗脸的操作步骤

四、护理老人泡脚

1.老人泡脚的好处

泡脚是一种安全有效的物理疗法，不仅可以治疗足部疾患，如脚气、脚垫、脚干裂以及下肢麻木、酸痛、肿胀等病症，而且对防治感冒、关节炎、高血压、神经衰弱、眩晕、失眠等病症也确实有疗效。

每天都泡脚，可使足部穴位受到热力按摩，促进人体血脉运行，调理脏腑、平衡阴阳、舒张经脉、强身健体。

2.给老人洗脚的操作步骤

养老护理员在给老人洗脚时，可按图3-16所示的操作步骤进行。

步骤一	先打好占盆1/3的热水，水温以40℃~50℃、暖和舒适为宜
步骤二	要边洗边加热水以保持水温，洗脚时水量以淹没脚的踝部为好，泡脚时间约25分钟为宜。浸泡时，同时要用手缓慢、连贯、轻松地为老人按摩双脚，先脚背后脚心，直至发热为止
步骤三	出盆后用干毛巾轻快地搓擦、按摩脚趾和掌心，穿上袜子，护暖双脚

图 3-16　给老人洗脚的操作步骤

五、老人会阴的清洁护理

1.会阴清洁的要求

会阴部是最容易受污染的部位。如果会阴部不干净，不仅有恶臭味，还会引起感染。所以，会阴部要经常清洗。

由于会阴部是隐私部位，有的老人会觉得害羞。因此，清洗时要事先准备好屏风或其他遮挡物遮住别人的视线。

2.清洁会阴部的操作步骤

养老护理员在给老人清洁会阴部时，可按图3-17所示的操作步骤进行。

步骤一	准备老人专用小毛巾或纱布2片、防水布、香皂或专用清洁剂、便盆、装有温水的瓶子、塑料手套
步骤二	先询问老人是否要排泄。如有排泄要求，待老人排泄后再进行会阴部的清洁
步骤三	让老人仰卧，帮老人脱裤，脱至膝下，在老人的臀部下面铺防水布，垫上便盆，帮老人分开两腿

图 3-17　清洁会阴部的操作步骤

步骤四	戴好手套，用装有温水的瓶子操作。用温水先冲洗会阴部和肛门，然后一边倒水一边用小毛巾或纱布清洗。污染严重时要涂上香皂仔细清洗，皮肤有皱褶的地方要翻开皱褶处清除污垢。给男性清洗时要抬起性器官，冲洗下边，龟头部容易积存污垢，要认真清洗
步骤五	洗净后用干毛巾擦干

图 3-17　清洁会阴部的操作步骤（续）

六、老人口腔的清洁护理

口腔内易存种类繁多的细菌，一旦全身抵抗力下降，病菌会大量生长繁殖，不但会引起口臭及消化功能降低，还能引起许多并发症，如腮腺炎、中耳炎、口腔炎、肺炎等。因此，应重视口腔卫生。老年痴呆病人生活自理能力差，晚期严重痴呆者不会刷牙、不知要刷牙、瘫痪、长期卧床而不方便刷牙的老人等，均需护理员照料，给予口腔护理。

1.口腔护理的基本要求

①清洁。保持口腔的清洁、湿润，使病人舒适，预防口腔感染等并发症。

②无垢。防止口臭、口垢，促进食欲，保持口腔正常功能。

③无味。观察口腔黏膜和舌苔的变化，特殊的口腔气味能提示老人的身体状况。例如，糖尿病病人如口腔出现苹果味，则提示有酮症酸中毒的可能。

2.口腔护理方法

①对能坐起来的老人进行口腔护理。将毛巾围在老人的颈部，垂于胸前，将脸盆放在老人面前，由老人自己刷牙漱口。

②对瘫痪、卧床老人进行口腔护理。对瘫痪、卧床老人进行口腔护理步骤如图3-18所示。

步骤一	协助老人侧卧，头侧向护理者一侧
步骤二	将干毛巾围在老人颌下，以防弄湿被褥，用盘或碗置于老人口角处，以便老人吐出漱口水
步骤三	用湿棉球湿润口唇、口角，观察口腔黏膜有无出血、溃疡等现象。对戴假牙的老人应帮助其取下假牙，并用冷开水冲洗、刷净，待老人洗漱后戴回
步骤四	让老人先用温盐水漱口，最好让老人自己刷牙，如果老人有困难就帮助其刷牙

图 3-18　对瘫痪、卧床老人进行口腔护理的步骤

③对严重痴呆、不会刷牙的老人进行口腔护理。对严重痴呆、不会刷牙的老人进行口腔护理要点如图3-19所示。

要点一	用冷开水或1%食盐水棉球或盐水纱布，裹食指擦洗老人口腔黏膜及牙的3个面（外面、咬面、内面）。方法是，顺齿缝由齿根擦向齿面，再由舌根到舌面。注意防止被老人咬伤手指。也可用沾湿了的棉签擦洗口腔
要点二	对清醒的病人，可让其用吸管吸入漱口水，再将漱口水吐入口角边的盆内。对神志不清的病人，要防止他们将棉球误吸入气管，造成窒息
要点三	刷牙后擦干老人脸部
要点四	用手电筒检查老人的口腔内部是否已清洗干净，再在其唇部涂上甘油

图 3-19　对严重痴呆、不会刷牙的老人进行口腔护理要点

专家提示

有口腔溃疡者，可涂1%龙胆紫、冰硼散。有假牙的老人，在饭后或睡前取下假牙，用牙刷刷洗，冷水冲净后放冷清水中浸泡，次日早晨再替老人装上；如暂时不用假牙，可浸泡在清水中，每天换水1次。

④义齿清洁。义齿也就是假牙。

义齿与真牙一样也会积聚一些食物、碎屑等，同样需要清洁护理，其刷牙方法与真牙的刷法相同。使用者白天佩戴义齿，以增进咀嚼功能，同时也能保持良好的口腔外观。晚上可将义齿摘下，使牙龈得到保养，将义齿存放于冷水杯中，以防丢失或损坏。注意义齿不能存放于热水和乙醇中，以防变形。每餐后都应清洗义齿，每天至少清洁一次，并按摩牙龈部。

专家提示

提醒老人或其家人每隔 3 ~ 6 个月去医院检查一次假牙，以便及时发现问题。如假牙的卡环松动、脱落，要及时修复，避免卡环损伤软组织和假牙被误吞。

七、为老人剃胡须

许多男性老人需要每天剃胡须，应尽量使用电动剃须刀，因为它比剃刀片更安全，也容易掌握。

1. 基本要求

①如老人能自己剃胡须，应为他们准备好物品，拿来镜子，并让室内有充足的光线。

②如老人不能自理，应帮他剃胡须。事先要仔细阅读电动剃须刀的说明书，按要求操作。

③使用剃须刀一定要小心，避免损伤老人的皮肤。

④不要让手颤、视力不好、精神紧张不安或情绪低落的老人自己使用剃须刀，而应帮他们剃须。

2. 剃胡须的操作程序

①清洁皮肤。剃须前首先要清洁皮肤，应先用中性肥皂洗净脸部。在剃须时，如脸上、胡须上留有污物及灰尘，剃刀对皮肤会产生刺激，如碰伤皮肤，污物还会引起皮肤感染。

②软化胡须。洗净脸后，用热毛巾捂胡须，或将软化胡须膏涂于胡须上，待胡须软化后，再涂上剃须膏或皂液，以利于刀锋对胡须的切割并减轻对皮肤的刺激。

剃须膏是男性剃须的专用品，有泡沫型和非泡沫型两种，有的还可自动发热。剃须膏使用方法比较简单，先用温水将胡须部位拍湿后，再挤少量剃须膏均匀地涂抹在胡须上，待泡沫出现或稍等片刻后，即可开始剃须。

③剃须。剃须时提醒老人绷紧皮肤，以减少剃刀在皮肤上运行时的阻力，并可防止碰破皮肤。

剃须的顺序是：从左至右，从上到下，先顺毛孔剃刮，再逆毛孔剃刮，最后再顺刮一次就可基本剃净。注意不要东刮一刀，西刮一刀，毫无章法地乱剃。剃刮完毕，用热毛巾把泡沫擦净或用温水洗净后，检查一下还有没有胡茬。

专家提示

剃刮胡须对皮肤有一定的刺激，并且易使皮脂膜受损。为了在新皮脂膜再生之前保护好皮肤，应在剃须后用热毛巾再敷上几分钟，然后选用诸如须后膏、须后水、面后蜜、护肤脂或润肤霜之类的护肤品外搽。这样可形成保护膜，使皮肤少受外界刺激。

3.为蓄须的老人修剪胡须

对于蓄须的老人，修剪胡须时可用一把细齿小木梳和一把弯头小剪，先将胡须梳顺，然后剪掉翘起的胡子和长于胡型的胡子，使修剪后的胡须保持整齐的外形。上唇胡须的下缘要齐整，否则会影响面容美观。如果要改变胡子的形状，可用小剪刀将不需要的部分仔细地修剪掉，不要一下子剪得太多，以免失手而影响造型。

首先要清洁胡须，每天应认真清洗胡须，以免尘埃及脏物污染胡须和其根基部的皮肤。洗完后可涂少量的滋润剂，以保持胡须的柔软和光泽。

八、为老人护理头发

帮助生活不能自理的老人做好头发护理是一件关系到老人能否生活舒适、心情舒畅的大事。做好头发护理有许多益处：可以增进头皮的血液循环，有利于身体健康；去除头上的污秽和脱落的皮屑，可以使老人清洁、舒适、美观；还可以预防和灭除头虱。

头发护理包括梳头、洗发、灭头虱。

1.梳头

（1）**梳头工具** 梳头工具自然是梳子。梳子必须干净，经常清洗。梳子齿和缝既不能过稀也不能过密，过稀不能将头发理顺，头皮屑也易漏掉，过密则梳理费劲并易扯断头发。不要用篦子篦头，篦齿太密，头发常因牵扯而脱落。塑料梳子梳头时易产生静电反应，最好使用木梳，其中黄杨木梳最佳。

> **专家提示**
>
> 头发稀疏或没有头发的老人，可直接用手指代替梳子梳理。开始时应由前发际缓慢梳向后发际，边梳理边揉擦头皮。一般一日梳理3次，早起后、午休前、临睡前各一次，每次10~30分钟或更长时间，用力适中，以使头皮有热、胀、麻的感觉为好。

（2）**梳头时间** 梳头宜早晚进行，每次5~10分钟。

（3）**正确的梳头方法** 正确的梳头方法分为三个阶段，先梳开发尾打结处，然后从中段梳向发尾，最后由发根轻轻刺激头皮，梳向发梢。梳发时用力要轻柔，切忌用力拉扯，对于特别难梳理的头发，可以先喷一些梳发油或顺发精。

头发被梳拉的方向应与头皮垂直，头顶和头后部的头发向上梳，左右两侧的头发向左右两边梳。不易梳开的脏乱头发，一定要从发梢梳开后再向发根移动，切不可从发根硬梳，以免损伤头发。梳头时要一束一束地慢慢梳理，不能乱扯乱拉。

（4）**卧床老人梳头的步骤** 对卧床老人，可在床上梳头。梳头的步骤如图3-20所示。

步骤一	把毛巾铺在老人的枕头上，让老人把头转向一侧或侧卧
步骤二	将头发分布在左右两边，梳好一边，再梳理另一边。长发者可酌情编辫子或扎成束
步骤三	如头发打结，可用30%酒精湿润后，再小心梳理
步骤四	梳理完毕，撤下毛巾

图3-20　卧床老人梳头的步骤

2. 洗发

（1）坐位洗发　坐位洗头法的操作步骤如图3-21所示。

步骤一	准备物品。毛巾2条、洗发液、梳子、40℃~42℃温水、水壶、座椅等
步骤二	告诉老人准备洗头，搀扶老人坐在水盆前
步骤三	将干毛巾围在老人的衣领处
步骤四	让老人手扶盆缘，身体往前倾，闭上眼睛低下头。护理员一手扶持老人头部，一手用湿毛巾蘸水淋湿头发
步骤五	用洗发液均匀地揉搓头发，并用十指指腹按摩头皮
步骤六	搓洗完后用温水冲净洗发液，为老人擦干头发与脸部
步骤七	将头发梳理整齐，并用电吹风机吹干头发
步骤八	搀扶老人回房休息，然后整理物品

图3-21　坐位洗头法的操作步骤

专家提示

洗发的注意事项：

①将室温调至 22℃ ~ 24℃，以免洗头时着凉。

②先干梳头，除去掉发，为老人梳头时动作要轻，不可强行梳拉，要按住发根，从发根至发梢一点一点地梳理。

③在洗发过程中尽量让老人保持舒适的体位。

④操作动作应轻柔、敏捷、准确，不要用指甲刮伤老人的头皮，要用指腹轻轻揉搓、按摩头皮。

⑤洗发时随时注意询问老人有无不适、水温是否合适、揉搓是否恰当，以便随时调整操作方法。

⑥洗完头发后，不要用干毛巾用力擦头发，而要用毛巾裹住头，轻轻沾干水分。

⑦若使用电吹风吹干头发，最好与头发保持 10 厘米左右的距离，以免损伤头发。

（2）卧位洗发　卧床老人的头发护理十分重要，其中给卧床老人洗头有不少技巧和注意事项，现介绍简便实用的"扣杯洗发法"。洗发时，最好两人配合操作。卧床老人的头发护理步骤如图3-22所示。

步骤一	准备洗发用品。多数可利用家中现有用品，包括：搪瓷或塑料杯（口径10 ~ 12厘米，高15厘米左右）、小毛巾3条、大毛巾1条、洗脸盆1只、塑料布（橡皮布更好）1块、水壶1只、水桶1个、橡皮管1条（长1米左右）、梳子、电吹风、棉球、别针或衣夹、40℃ ~ 45℃温水、洗发液或香皂
步骤二	将老人调整到适合洗发的体位，将枕头放至肩下，把塑料布和大毛巾垫在老人的头和肩下，解开老人衣领，将毛巾围在颈部，用别针或衣夹固定，用棉球塞住外耳道

图 3-22　卧床老人的头发护理步骤

步骤三	洗脸盆底部放1块毛巾，将搪瓷或塑料口杯倒扣在毛巾上，另一块毛巾折叠后置于口杯底上，使老人后脑勺枕在毛巾上，将橡皮管一端置于洗脸盆里，另一端置于污水桶内，以利用虹吸作用，排出污水
步骤四	测水温。最好用水温计测水温，切不可用体温计测水温。洗发水温以40℃～45℃为宜，如无水温计，也可用手测试，以手感到微温但不烫即可，也可根据老人的感觉来调节水温
步骤五	用水壶中的温水充分湿润头发，然后在头发上涂上洗发液或香皂，轻轻揉搓头发和头皮，用梳子梳去落发，再用温水反复冲洗。如头发较脏，可反复洗涤2～3次，至洗净为止
步骤六	洗发完毕解下颈部毛巾，包住头发，一手托住老人头部，一手撤去洗脸盆，除去耳部棉球，用毛巾擦去头发水分，然后用大毛巾擦干头发，或用电吹风吹干头发，并梳理头发
步骤七	撤除洗发用品，协助老人恢复适当卧位，整理床铺

图 3-22　卧床老人的头发护理步骤（续）

 相关链接 》》》···

使用吹风机吹发的正确方法

①洗过头发之后用毛巾轻轻擦去水分，再用毛巾轻轻地按摩头皮，吸掉发根的水分。最好不要使用浴巾，应准备专门的干毛巾擦头发。湿毛巾的吸水性会降低，影响干燥效果，建议使用吸水性良好的干毛巾，可以减短吹风机的干燥时间，从而把头发损伤降低到最小。

②从中间把头发分开，为了在最短的时间内使头发干燥，在干燥前要先将头发从中间分为两部分，分别干燥。也可以根据头发的多少和长度，平均分为四部分。

③由发根开始吹发，从一侧开始，由发根缓慢吹向发梢部位。吹风时，先用热风吹到九成干，再调成冷风吹干，直到头发完全

干燥。

④干燥头发中间部分时，与上一个步骤一样，先用热风去除多余的水分，再用冷风使其完全干燥。头发的中间部位是发根与发梢的过渡部位，应使其快速干燥。注意不要将梳子过深地插入到头发中去。

⑤干燥发梢部位。发梢部位可以边梳理边干燥，与发根和中间部位干燥相同，同样先用热风干燥，然后用冷风去除剩余的水分。

⑥在吹风过程中要根据头发状况调节吹风机的温度。若只使用热风会使头发过于干燥，受到损伤，因此必须先使用热风，然后使用冷风来干燥头发。在没有时间的情况下，可以使用热风快速地干燥头发，然后换用冷风，使头发在2分钟内冷却下来。

··

3.灭头虱

如发现被照料老人有头虱，应及时除灭头虱及虮。清除头虱、虮，不但可解除老人的痛苦，还能预防由头虱所传染的疾病。灭头虱的操作步骤如图3-23所示。

步骤一	用物准备。胶披肩一件，梳及箆各一把，棉花及棉块若干，一盆清水（用以浸梳、箆及沾湿棉块），灭头虱药（减虱液），浴帽，一次性胶手套，胶围裙，盛污物胶袋
步骤二	先用药水把所有头发湿透，反复搓擦，让药水到达头皮，特别留意发根、发缘、耳背及颈后头发、虮喜欢的安居地
步骤三	用洁净毛巾或浴帽严实包裹住发缘以上的头部，并保持12小时以上，然后再冲洗，趁头发仍湿时用密齿梳或箆子从发根起梳匀，箆去依附在头发上的死虱和虮，并洗头。如发现仍有活虱，需重复以上操作直至将头虱清杀干净
步骤四	为照料者彻底更换衣裤、被服。被更换下来的衣服、被服，用药液浸泡煮沸消毒处理

图3-23 灭头虱的操作步骤

◦── 专家提示 ──◦

灭头虱要注意以下事项：

①搽药时，慎防入眼。

②切勿长期连续使用灭虱药，每周可用药一次，不得连续使用超过3个星期。如受照料者头发过长，可征询其同意将长发剪短，并将剪下的头发裹好后弃于垃圾桶内。

③与受照料老人有紧密接触者，应同时接受治疗，杜绝交叉感染机会。

九、为老人修剪指（趾）甲的操作步骤

人体指（趾）甲生长速度平均每日0.1毫米，受疾病、营养状况、环境及生活习惯改变等因素的影响，略有差异。一般15天左右修剪一次即可。

1.为老人修剪手指甲

为老人修剪手指甲的操作步骤如图3-24所示。

步骤一	准备物品和器械，脸盆（内盛1/3的温水）、肥皂、毛巾、指甲刀、搽手油
步骤二	将老人的手泡在温水中，然后用肥皂和水清洗干净，一方面可清除指甲缝里的脏东西，另外也可暂时软化指甲表面
步骤三	洗净后用毛巾擦干双手
步骤四	涂搽手油，并反复揉擦
步骤五	用指甲刀修剪指甲时，注意不要剪得太秃，同时剪掉倒刺，倒刺千万不要用手撕
步骤六	用指甲刀的锉面将指甲边缘锉平，以免粗糙的指甲边缘钩挂衣服，或引起指甲破损

图3-24 为老人修剪手指甲的操作步骤

┌─ **专家提示** ─┐

对手颤或患抑郁症的老人，不能用剪刀剪指甲，以免发生伤害。

└──────────────┘

2.为老人修剪脚趾甲

老人自己剪脚趾甲是最困难的事，要尽量为其做好这项护理。其操作步骤如图3-25所示。

步骤一	准备物品和器械，同上
步骤二	让老人泡脚，时间可依趾甲厚度、硬度和老人身体情况而定
步骤三	用肥皂和水清洗双脚，用毛巾擦干，涂油膏
步骤四	用指甲刀沿切线方向剪掉脚趾甲，然后用指甲刀的锉面磨平趾甲边缘

图3-25　为老人修剪脚趾甲的操作步骤

┌─ **专家提示** ─┐

如趾甲长到肉里，应尽量剪掉。如趾甲有向肉里生长的趋势，可在趾甲上刻一凹槽，帮助趾甲边缘和角正常生长。修理趾甲时，注意观察老人有无鸡眼和胼胝，如有，可用油膏软化，并请医生治疗。对糖尿病患者，剪脚趾甲时要特别小心，因为他们特别容易受伤及发生感染。

└──────────────┘

第四章　护理基本技能

》

☞ 用药照料
☞ 老人常见病护理
☞ 冷疗应用护理
☞ 热疗应用护理

第一节 用药照料

合理用药是指安全、有效、经济、适度和方便地使用药物。安全，是指尽量选用无毒害作用的药物，防止用药不当而导致的药源性疾病。有效，是指在病人明确诊断的前提下，选择对该病治疗最有效、最可信的药物。经济，是指所选药物的效价比高，既经济又实用。适度，是指用药的剂量适当、疗程适当、途径适当。方便，就是选用简便、快捷的给药方式，尽量减轻病人的负担及痛苦，获得最佳的疗效。

一、老人合理用药的必要性

老人机体的各个系统已经发生退行性变化，易患多种疾病，用药机会相对增加，部分老人长期患高血压、糖尿病、肺部感染等多种慢性疾病，需要同时服用多种药物，大大增加了药物不良反应的发生概率。多数药物需要经过肝脏或肾脏代谢或排泄，老人的肝、肾功能也明显衰退，药物代谢减慢，是发生药物不良反应的重要因素。有研究称70岁以上老人出现药物不良反应的概率为成年人的2~7倍。因此，老人合理用药显得更为重要。

二、老人用药的基本原则

老人用药，养老护理员一定要把握其基本原则。

1.准确合理用药

药物是治疗疾病的重要手段之一。治疗上要做到安全有效，就必须正确合理地使用药物。首先是要对症下药，而不可乱投药。当诊断明确后，确实需要用药物时，医生应根据病情选择适当的药物。老人用药更应该按医嘱服药，决不可自作主张。如果只根据一些表面现象来用药，很容易产生严重的不良反应。

2.使用最小的有效剂量

由于老年人肝肾功能减退，导致机体对药物代谢的能力下降，同时肾脏的排泄也较慢，所以，老年人用药剂量应比青壮年有所减少。一般规定，60~80岁的老年人使用成人剂量的4/5，80岁以上的老年人使用成人剂量的1/2。

3.尽量减少药物的种类

用药种类多是引起药物不良反应的主要因素，在同一时间内用药种类越多，发生不良反应的机会就越多。据统计，使用一种药的不良反应发生率为10.8%，而同时使用6种药时，不良反应发生率则可增至27%，所以老人特别是患有慢性器质性疾病的老人用药种类应尽量减少。

4.注意药物不良反应

老人是药物不良反应的高发人群，在用药过程中，如出现某些异常症状，应及时停药。对从未用过的药物要特别注意，已引起过副作用，特别是已发生过过敏反应的药物，决不能再使用。此外还应避免长期用药，以免药物在体内蓄积而导致中毒反应。

5.选择合适剂型

有些老人身患的疾病较多，一次服用的药物也较多。而老人的吞咽功能不好，一次服用这么多药物，既不方便又很困难，因此，不宜使用片剂、胶囊，可选用液体剂型。另外，老人胃肠道功能不稳定，不宜服用缓慢释放的药物制剂，否则会因胃肠蠕动的突然加速而使药物释放不充分。

6.用药时间的选择

为什么有的药要空腹服，而有的药要饭后服呢？多数药物的常规用法是每日给药3~4次，以维持药物在体内必要的有效浓度，保证药物效果。但是有某些药物，其服用时间上有特殊的要求，例如空腹、饭后等，这主要由这些药物特定药理作用和所治疾病的性质来决定。

7.用药时间及方式

老人用药时间及方式见表4-1。

表 4-1 老人用药时间及方式

序号	类 别	具 体 说 明
1	饭前服药和饭后服药	① 饭前服的药物，大多对胃黏膜刺激不大，而且大多是在胃肠道局部或全身发挥作用的药物，如健胃药、止泻药等。 ② 饭后服的药大多对胃有刺激，如阿司匹林饭后服可减少刺激，而且可以让药物缓慢吸收
2	给药方式	老人若能口服给药，就不必通过静脉和肌肉注射方式给药。一般疾病尽量选用口服药品的方法，一是方便简单，二是比较安全，适应性好。老人的血管壁较脆，容易破裂，并且肌肉对药物的吸收能力较差，当以注射方式给药后，疼痛较为显著或易形成硬结。因此，应尽量减少注射给药。输液治疗只是给药的一种方式，有一定的危险性，且费用较高、也费时

专家提示

如止痛退热药、抗风湿药、铁剂等，服药时最好用白开水送服，不要用饮料、果汁、茶水服药，以免影响疗效。服药期间要注意禁忌某些食物。一般来讲，要禁食生冷、油腻、辛辣等刺激性食物，不与酒、茶、牛奶同服。

8. 切忌滥用药

很多病人治病心切，喜欢求医寻药，且自以为"久病成良医"，自作主张，滥用药物，结果后患无穷。如抗生素、激素、安眠药、解热镇痛药、泻药等更不可滥用。

9. 用补药要恰当

俗话说"药补不如食补"，饮食正常的健康人群不需要服补药。体弱多病或康复期的病人可适当进补，但必须在医生指导下使用，而不能滥用补药。服补药应遵循因人制宜、因病制宜、因时制宜、因地制宜的原则。

10.服用中药也要注意毒副作用

中药相对来讲植物药多，比较安全，但不等于没有副作用。实际上使用不当，也会招致不良后果。如木通、益母草过量会造成肾功能损害，附子、草乌过量会造成心律失常，抗风湿中草药对胃肠有刺激等。

11.要遵照医嘱服药

老人用药要按照医生的嘱咐，包括药物品种、服药次数、服用剂量、服药时间及其他特殊的用法。有些老人由于种种原因，常常发生漏服、重服和误服情况，影响治疗效果或产生副作用。因此可将药物列出清单，或将药物分餐次包好，养老护理员再予以提醒或协助，以保证医嘱的执行。

12.及时停药或减量

当病情好转或治疗达到一定疗程时，应遵医嘱及时减量或停药。一般服药老人有两种极端情况：一是用药容易停药难，总担心停药后病情加重或复发，造成用药时间长、药量过大；另一种是担心药物副作用，当病情稍有好转就立即停药。这两种都容易造成医源性疾病。

◇◦专家提示◦◇

服中药也要注意毒副作用。一般人认为中药安全、副作用小，甚至认为可以随便用或长期用，这是认识上的误区。其实有些中药也有毒副作用，如含朱砂的朱砂安神丸、牛黄清心丸，大量久服也会发生汞中毒，因为朱砂的成分就是汞。草乌等中药服用过量也可引起心律失常。所以，选用中成药时，应按医嘱服用。

三、中药的煎煮及服用护理

1.中药的煎煮要点

（1）煎药器具　一般选用有盖的陶瓷砂锅或搪瓷锅，因其受热均匀，性质稳定，不能用铁质器具，以免药液变色或发生化学反应而影响药效。容器大小要适宜，过大，水量相对较少，药性的煎出受到影响；过小，水沸后药液易溢出，两种情况均会影响药效。

（2）煎药用水　煎药用水的水质也很重要，应使用符合国家标准的饮用水，如纯净水、井水、自来水，以不含消毒剂的优质天然水为最佳。

（3）加水量　加水量应根据药材重量、体积、吸水能力及需煎煮时间而定，一般以浸泡后水面高出药材2～3厘米为宜。药味多、体积大、吸水强、煎煮时间长的中药加水宜多些，否则宜少些。第一遍煎加水量宜多些，第二遍煎宜酌减；煎煮滋补药加水宜多些，解表药宜少些；用于少儿的汤剂可适当减少加水量。

（4）浸泡时间　中药适当浸泡湿润有利于有效成分的煎出。中药在煎煮前宜在室温下加水搅拌后浸泡30～60分钟，使水分子充分浸入药材组织。

（5）煎煮火候、时间　煎煮火候、时间等直接影响汤药质量。

①火候。一般先武火（急火），煮沸后改文火（慢火）保持煮沸状态，直至达到煎药要求。

②时间。每副药一般煎两遍，煎煮时间依药方不同而有所区别。一般药煮沸后再煎煮约15分钟即可，第二遍煎药宜比第一遍煎时间短些。

滋补类药，一般第一遍煮沸后再煮30分钟左右。解表药，气味辛香，富含挥发油，煎煮太久易使药材有效成分挥发逸去，降低药效，宜急火煮沸，再煎5～10分钟。

（6）煎液量　煎液量以每次煎煮后趁热滤取煎液100～200毫升为宜。药味多的煎药量宜多些，药量少则宜少些。注意第二遍煎煮后，应挤榨药渣，避免药液的损失。

2.煎中药的操作步骤

养老护理员在煎中药时,可按图4-1所示的操作步骤进行。

步骤一	准备好砂锅等器皿,刷洗干净
步骤二	把中药放入砂锅,倒入冷水
步骤三	用筷子搅拌一下,看看水量是否合适,水量以超过药材2～3厘米为宜
步骤四	把中药泡大约20分钟。泡的过程中最好不时棒搅一下,这样可以泡得均匀一些
步骤五	中药泡好后,放在炉子上用大火烧开,开锅之后转为小火慢慢熬,小火熬制大约20分钟即可
步骤六	中药煎好后,要用过滤网或者拿根筷子挡住药渣,把药慢慢倒出

图 4-1　煎中药的操作步骤

专家提示

①有的中药是要分不同的时间放入的,所以养老护理员要遵从医嘱。

②一定要守在旁边,不要煮没了汤,如果没有了汤再加水去煎就会有剧毒。

3.汤剂药的服药护理

汤剂药的不同服药方法见表4-2。

表 4-2　汤剂药的不同服药方法

序号	类别	服　药　方　法
1	分服	将每天1剂中药,分2～3次等量分服。老人服药有困难的也可采用少量多次或浓煎后服用。煎煮后,将两次煎液合并混匀
2	顿服	将1剂汤药1次服下,以取其量大、快速起效之作用

续表 4-2

序号	类别	服 药 方 法
3	连服	指在短时间内连续给予大剂量药物的服用方法。意在短时间内，使体内达到较高的药物浓度

4.服用汤剂药的温度及服药方法

服用汤剂还应特别注意服药的温度。汤剂的服药温度有热服、温服和冷服之分，具体方法见表4-3。

表 4-3 服用汤剂药的温度及服药方法

序号	类别	服 药 方 法
1	热服	将刚煎好的药液趁热服下。常用于寒症
2	温服	将煎好的汤剂或送药的水等放温后再服用。一般汤剂均采用温服
3	冷服	将煎好的汤剂放冷后服下。常用于热症

5.喂汤剂药的操作步骤

一般情况下老人都是可以自己服药的，但是一些重病老人还是无法自己服药，需要养老护理员给老人喂。养老护理员给老人喂汤剂药时，可按图4-2所示的操作步骤进行。

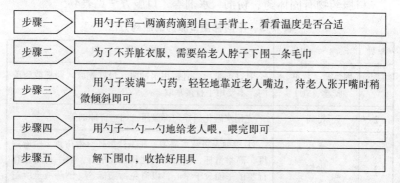

步骤一 → 用勺子舀一两滴药滴到自己手背上，看看温度是否合适

步骤二 → 为了不弄脏衣服，需要给老人脖子下围一条毛巾

步骤三 → 用勺子装满一勺药，轻轻地靠近老人嘴边，待老人张开嘴时稍微倾斜即可

步骤四 → 用勺子一勺一勺地给老人喂，喂完即可

步骤五 → 解下围巾，收拾好用具

图 4-2 给老人喂汤剂药的操作步骤

四、中成药的不同服药方法

中成药一般分送服、冲服、调服、含化及喂服等，服药方法见表4-4。

表 4-4　中成药的不同服药方法

序号	类别	服　药　方　法
1	送服	将药放入口内，用温开水或药引、汤剂送服
2	冲服	将药物放入杯内，用温开水、药引等冲成悬混液后服用
3	调服	将一些散剂用温开水或白酒、醋等液体调成糊状后口服。如安宫牛黄丸、紫雪丹等均用此法给药
4	含化	将丸、丹剂含在口中，让药慢慢融化，缓缓咽下。如六神丸、喉症丸、救心丹等
5	喂服	本法主要用于年老体弱或急危重症病人。是指将中成药融成液状，逐口喂给病人的一种服法

五、不同种类口服药的服药护理

口服药是经胃肠道吸收达到治疗目的的药物，是最常用、最方便又较安全的给药方法。

1.口服药的服药方法

口服药物有固体药、粉剂、水剂等，口服方法见表4-5。

表 4-5　不同种类口服药的服药方法

序号	类　别	服　药　方　法
1	固体药（片剂、胶囊、丸）	看好剂量后，直接用水冲服，最好先放入药杯或药盖内，不要用手直接拿取
2	粉剂	先用水融化后摇匀再服用，如感冒冲剂等
3	水剂	①服前先将药水摇匀，左手持量杯，拇指置于所需刻度，高举量杯，使所需刻度和视线平行，右手将药瓶有标签的一面放于掌心，以避免污染标签，倒药液至所需刻度处。

续表 4-5

序号	类 别	服 药 方 法
3	水剂	②更换药液品种时，应洗净量杯，不可将不同的药液放至同一个药杯内，以免发生化学变化。 ③药液用量不足1毫升时，为避免药液附着杯壁，影响剂量，可用滴管吸取药液计量。滴管应稍倾斜，使药量准确（1毫升按15滴计算）
4	油剂溶液与按滴数计算的药液	可先在杯内加入少量冷开水，以免药剂附着于杯上，影响剂量

2.喂片剂药和粉剂药的操作步骤

养老护理员给老人喂片剂药和粉剂药时，可按图4-3所示的操作步骤进行。

步骤一	将片剂药磨成粉末
步骤二	在碗里倒入少量温开水，够喂药用的量即可
步骤三	将一次服药量倒入勺子里
步骤四	滴几滴温开水，用搅药棒调成稀糊状靠在一边待用
步骤五	为了不弄脏衣服需要给老人脖子下围一条毛巾
步骤六	将药勺放到老人嘴边
步骤七	等到老人张大嘴时，养老护理员将勺子稍稍倾斜喂进老人的嘴里
步骤八	等老人吞咽后，可再喂两三小勺水，帮助药物流入咽部

图4-3 给老人喂片剂药和粉剂药的操作步骤

专家提示

为了避免在喂药时呛到老人，养老护理员给老人喂药时，尽量让老人斜坐着或者在老人背后垫两个枕头让老人斜躺着。

3.喂胶囊制剂药的步骤

养老护理员给老人喂胶囊制剂药时，可按图4-4所示的操作步骤进行。

步骤一	在碗里倒入少量温开水，够喂药用的量即可
步骤二	可将胶囊一端用干净的剪刀剪开斜靠在一边待用
步骤三	为了不弄脏衣服需要给老人脖子下围一条毛巾
步骤四	将剪了口的胶囊制剂放到老人嘴边
步骤五	等到老人张大嘴时，将胶囊制剂直接沿嘴角或舌下滴入老人口腔
步骤六	再用勺子喂两三小勺水即可

图4-4　给老人喂胶囊制剂药的步骤

专家提示

①对牙齿有腐蚀作用和使牙齿染色的药物，如铁剂，服用时为避免其与牙齿接触，可将药液用吸管吸入，服完后漱口。

②止咳糖浆对呼吸道黏膜起安抚作用，服后不宜饮水，以免冲淡药物，降低药效。同时服用多种药物时应最后服止咳糖浆。

③磺胺类药和发汗药，服后宜多饮水。

④含黏质较多的酵母片要嚼碎后吞下。

⑤肠溶片为防止在胃内被破坏，需吞服。

4.如何把握服药时间

①刺激食欲的健胃药应在饭前30分钟服用，如多潘立酮、酵母片。

②对消化道和对胃黏膜有刺激的药物宜在饭后30分钟内服用。

③催眠药、止泻药在睡前服。

④利尿剂及泻剂要在清晨或白天服。

⑤在体内消失快的药，间隔时间应短，如四环素类；消失慢的药间隔时间应长，如长效异山梨酯两次服药需间隔12小时。

5.服药的禁忌有哪些

①有的药不能同时服用，如阿司匹林与维生素B_2、呋喃唑酮与利血平等。

②乳酶生、金双歧不能与庆大霉素、红霉素等抗生素同时服用；

③含铁剂药应禁饮浓茶等。

6.药物的副作用有哪些

①长期服用安眠药的人要防止成瘾，某些药服用后可产生胃部不适、皮肤过敏、发疹以及便秘等副作用。

②服用降血压药或肾上腺皮质激素后，一旦停服反而会使病情加重，应遵医嘱。

③药物的拮抗作用（发挥相反的作用），说明有些药物是不能同时服用的，需遵医嘱。

专家提示

如服用洋地黄需测量心率变化，以防中毒、药物热、皮疹。如发现异常变化（若病人心率低于60次/分或突然明显增快，节律由规则转为不规则或由不规则转为规则），应到医院进行处理。

7.药物的保管方法

①药物要放在小孩拿不到的地方严加保管，对于剩余的药量要做到心中有数。

②为避免药物因潮湿、高温、透光等原因变质，要注意防潮，放在通风的地方，也要避免日照。

③药瓶上应有明显的药名标签，不要随意将药装入标有其他药名标签的瓶中，以免引起误服。

④ 凡是过期、有变色、受潮、发霉、沉淀等现象之一的药物要坚决清除掉，不能再用。

⑤ 口服药物一定要与外用药、农药、杀虫药等分开放置。

六、耳内用药的操作步骤

耳内用药是将药物直接滴入耳内，用于治疗局部疾患，如中耳炎、外耳道炎症等。其操作步骤如图4-5所示。

步骤一	给老人使用滴耳药前，应先用棉签擦去耳内分泌物，以防药液被分泌物隔阻，降低疗效
步骤二	让老人侧卧，患侧耳朵向上
步骤三	耳廓向后上方提，使外耳道变直
步骤四	滴管指向鼓室，滴2～3滴药于外耳道
步骤五	叮嘱患者保持原姿势几分钟，让药物充分发挥作用

图 4-5　耳内用药的操作步骤

专家提示

① 为使药液能持续湿润鼓室，可疏松地塞入棉花，但不可填塞过紧。

② 冬天用药前宜先把药瓶用温水稍加热，或放在手中或衣袋内温暖片刻，以免药液刺激鼓膜引起恶心、呕吐、头晕等反应。

七、眼部用药的操作步骤

眼部用药是将药物直接用于结膜囊内，用于治疗眼部疾患，如结膜炎、沙眼等。眼部用药有涂眼药膏和滴眼药水两种方法。

1.涂眼药膏的操作步骤

养老护理员在给老人涂眼药膏的时候，可按图4-6所示的操作步骤进行。

步骤一	让患者取坐位或仰卧位，头略后仰，眼向上看
步骤二	养老护理员手持眼药膏软管，将药膏直接挤入结膜囊内
步骤三	涂完后用棉签或棉球轻轻擦去外溢的药膏，叮嘱老人闭眼数分钟即可

图 4-6　涂眼药膏的操作步骤

专家提示

眼药膏一般在午睡或晚睡前涂，起床后可擦拭干净。

2.滴眼药水的操作步骤

养老护理员在给老人滴眼药水的时候，可按图4-7所示的操作步骤进行。

步骤一	操作者洗净双手
步骤二	叮嘱老人头稍后仰，眼向上看，左手将下眼睑（俗称下眼皮）向下方牵拉，右手持滴管或眼药瓶，将药液1～2滴滴入结膜囊内
步骤三	轻提上眼睑，叮嘱老人轻闭眼2～3分钟
步骤四	用棉签或毛巾擦干流出的药液

图 4-7　滴眼药水的操作步骤

专家提示

①如眼部有分泌物，应用棉签或消毒过的手帕将分泌物擦去后再用药。

②双眼滴药时，先滴健眼，再滴患眼。

③眼药水不能直接滴在角膜面。

④滴药时滴管或眼药瓶距眼睑1~2厘米，不要使其触及眼睫毛，以防感染。

⑤混悬液用前需摇匀。

⑥多种眼药水不可同时滴入，需间隔开时间用药。

⑦滴眼药水后，压迫内侧眼角泪囊区2~3分钟，以免药液经泪囊流入鼻腔引起不适反应。

⑧眼药水（膏）不能和其他药水（膏）存放在一起，以免拿错，误点入眼。

八、鼻腔滴药的操作步骤

鼻腔滴药时将药物直接作用于鼻黏膜，用于治疗鼻炎、鼻塞等。其操作步骤如图4-8所示。

步骤一	叮嘱老人擤鼻，解开领口，取仰卧位，头向后仰，肩下垫软枕或将头伸出床沿下垂（有高血压的老人只能取肩下垫枕位），使颈部充分伸展
步骤二	养老护理员洗净双手后，左手轻推老人鼻尖，以充分暴露鼻腔，右手持滴鼻药，药瓶距患者鼻孔约2厘米，轻滴药液3~5滴
步骤三	轻捏鼻翼，使药液均匀分布于鼻腔黏膜上
步骤四	叮嘱老人保持原卧位约5分钟后，方能坐起或行走

图4-8 鼻腔滴药的操作步骤

专家提示

①不可用油剂滴鼻，以免吸入肺内，刺激呼吸道。

②血管收缩剂（如麻黄素）不能连续使用3天以上，否则会出现反跳性充血，使黏膜充血加剧。

九、舌下给药的操作步骤

舌下给药是将药物放在舌下，由黏膜吸收，达到治疗目的，属于黏膜用药。舌下血管丰富，药物吸收较快、效果明显、操作简单。其操作步骤如图4-9所示。

步骤一	养老护理员洗净双手
步骤二	叮嘱老人抬起头，张开嘴，把舌头翘起来
步骤三	将药物从药杯内取出后放到老人舌下，让老人保持2分钟，以便观察药物效果和其他反应

图 4-9　舌下给药的操作步骤

专家提示

①用药前弄清药物的名称、剂量、用药时间、适应范围。

②要叮嘱患者不要咀嚼、吞咽，而应让药物自然溶解，否则会降低药效。

③若含服异山梨酯、硝酸甘油，服用后要测量血压、脉搏、心率等。

十、直肠给药的操作步骤

直肠给药是将药物经肛门放入直肠内，由直肠黏膜吸收，以达到治疗目的，也属于黏膜用药。其操作步骤如图4-10所示。

步骤一	准备好所用药品
步骤二	养老护理员洗净双手
步骤三	让老人侧卧，适当抬高臀部，张口呼吸，以松弛括约肌
步骤四	养老护理员戴上指套，将栓剂轻轻推入内括肌上方（2~3厘米）。给完药后要叮嘱患者保持原姿势（侧卧位）20分钟

图 4-10　直肠给药的操作步骤

①注意要将药物放入足够的深度，以免药物融化后由肛门外流，影响药效。

②栓剂要在冰箱内保存，以防软化。

十一、阴道给药的操作步骤

阴道给药是指将药物直接放入患者阴道，用于治疗阴道疾病，如阴道炎、阴道真菌感染。其操作步骤如图4-11所示。

步骤一	准备好所用药品及用具
步骤二	养老护理员洗净双手
步骤三	清洗阴道。清洗阴道时，冲洗器悬挂的高度以高于患者髋部为宜
步骤四	将投药器的活塞尽量拉出，把药物放入投药器内
步骤五	让老人仰卧床上，屈起双膝，使投药器较容易插入
步骤六	小心地把投药器轻轻塞入阴道深处，压下活塞，把药片推入阴道内
步骤七	使用后，将活塞从投药器拉出，用温水及肥皂清洗，然后冲净
步骤八	用栓剂时可戴手套，用手指将栓剂放入阴道深处。给药后至少卧床30分钟

图 4-11 阴道给药的操作步骤

专家提示

①如药液有色，应让患者使用卫生巾，以保持衣裤清洁。

②动作要轻柔，以免损伤阴道黏膜。

十二、皮肤给药的操作步骤

皮肤给药是一种局部给药方法，将药物直接在皮肤和其他部位涂药或滴药后再外敷，从而达到治疗目的。常用药剂为洗剂、乳剂、粉剂、糊剂和软膏。一般慢性炎症用软膏，有轻微渗出液用糊剂，大量渗出液用粉剂、乳剂，急性期用水剂或乳剂、粉剂。具体选用何种剂型，应根据医嘱。皮肤给药的操作步骤如图4-12所示。

步骤一	准备好涂抹用具，如乳剂、洗剂、糊剂选用毛刷或棉签；软膏、油膏选用压舌板或小木片，不可用手直接涂抹（一般药品本身带有涂抹用具）
步骤二	养老护理员洗净双手
步骤三	给药前将患者患处皮肤擦洗干净
步骤四	涂擦时自中心开始向外以环形方式涂抹，边涂抹药物边按摩，以促进皮肤对药物的吸收

图 4-12　皮肤给药的操作步骤

专家提示

①皮肤给药除注意观察药物对局部的刺激反应，如局部皮肤红肿、疼痛、瘙痒外，还要关注某些药物被吸收后引起的全身反应。

②局部皮肤如有破损，要注意无菌操作。

③使用洗剂要充分摇匀。

④涂敷油膏时不宜太厚。

⑤用药浸泡时要注意药液温度，防止烫伤。

⑥皮肤给药时为保持对局部的持续作用和避免被衣服、被褥拭去，可适当包敷。若局部皮肤有破损需无菌操作，所用器具、敷料均应消毒。

第二节 老人常见病的护理

一、高血压病的护理

高血压是老年人的常见病、多发病,以动脉血压升高为特征并伴有动脉、心脏、脑和肾脏等器官病理性改变的全身性疾病,是导致冠心病、心力衰竭、脑中风、肾功能衰竭的最主要的危险因素。

血压正常值高压为90～140mmHg,低压为60～90mmHg。当高压大于等于140mmHg或(和)低压大于等于90mmHg时即为高血压。其症状及护理原则如下。

1.症状

① 初期无明显自觉症状,或仅有头晕、四肢无力、失眠、心悸、神情倦怠等现象。随着病情的发展,表现为头痛耳鸣、头晕眼花、心情烦躁、面色苍白。

②严重时,表现为面红目赤、肢体麻木、头部胀痛剧烈、疲乏无力、恶心呕吐、焦虑烦躁、注意力不集中、记忆力减退等。

2.治疗原则

早发现、早诊断、早治疗,长期系统地用药。

3.高血压病的护理要点

① 心理疏导。高血压病和情绪有关,要解除老人的心理负担,保持平和的心情。

② 每天早晚测量血压,并做好记录。在老人安静的状态下测量血压,定时间、定体位、定部位、定血压计。

③ 科学地锻炼身体。散步、打太极拳有助于身体健康。

④ 合理饮食。低盐(每天3克)、低脂肪、低热量,高纤维素、高维生素,食用植物油,尤其是玉米油,忌食油炸、腌制食品,养成良好的生活习惯。服用降压药期间,忌食扁豆、蘑菇、啤酒、葡萄、香蕉等。

⑤在医生指导下正确用药。掌握药物的名称、作用、剂量、用法和不良反应，坚持用药，不可急于求成，不可随意换药。

⑥注意观察高血压危象。出现血压突然升高，老人剧烈头痛、头晕、恶心、呕吐、视力模糊和肢体麻木、气促、心动过速等现象，要保持镇静，避免强力搬动，并拨打急救电话"120"，立即就医。

⑦注意观察高血压性脑病。是否有剧烈头痛、恶心、呕吐以及失语、偏瘫等现象。

⑧劝导老人戒烟戒酒。高血压老人忌烟酒。

> **专家提示**
>
> 　　老人服用降压药以后，养老护理员要注意观察老人是否出现副作用，若服降压药后，出现头痛、多汗、恶心、呕吐、烦躁、心慌等症状，要协助老人平卧，将头抬高，测血压。若血压过高，则服用硝苯地平，嚼碎于舌下含服，快速降压。如有严重不适，要立即就医。

二、心绞痛的护理

心绞痛是冠状动脉供血不足，心肌急剧的、暂时的缺血与缺氧所引起的临床综合征，分为劳力性心绞痛与静息性心绞痛等多种。临床表现典型者为胸骨后或心前区压榨样疼痛，但多数仅有闷痛或不适感。

1.心绞痛的特征

①部位。常见于胸骨中段或上段之后，其次为心前区，可放射至颈、咽部，左肩与左臂内侧，直至无名指和小指。

②性质。突然发作的胸痛，常呈压榨、紧闷、窒息感，常迫使老人停止原有动作。

③持续时间。多在1～5分钟内，很少超过15分钟。

④诱发因素。疼痛多发生于体力劳动、情绪激动、饱餐、受

寒、吸烟等情况下。

⑤缓解方式。休息或舌下含服硝酸甘油后1~5分钟内可缓解。如果未缓解，可再含服一次。

2.心绞痛的特殊信号

心绞痛发作时，其表现形式各种各样，除典型的心前区疼痛外，还有图4-13所示的几种特殊表现形式。

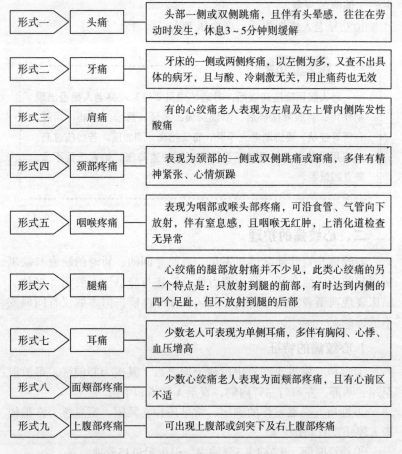

形式一	头痛	头部一侧或双侧跳痛，且伴有头晕感，往往在劳动时发生，休息3~5分钟则缓解
形式二	牙痛	牙床的一侧或两侧疼痛，以左侧为多，又查不出具体的病牙，且与酸、冷刺激无关，用止痛药也无效
形式三	肩痛	有的心绞痛老人表现为左肩及左上臂内侧阵发性酸痛
形式四	颈部疼痛	表现为颈部的一侧或双侧跳痛或窜痛，多伴有精神紧张、心情烦躁
形式五	咽喉疼痛	表现为咽部或喉头部疼痛，可沿食管、气管向下放射，伴有窒息感，且咽喉无红肿，上消化道检查无异常
形式六	腿痛	心绞痛的腿部放射痛并不少见，此类心绞痛的另一个特点是：只放射到腿的前部，有时达到内侧的四个足趾，但不放射到腿的后部
形式七	耳痛	少数老人可表现为单侧耳痛，多伴有胸闷、心悸、血压增高
形式八	面颊部疼痛	少数心绞痛老人表现为面颊部疼痛，且有心前区不适
形式九	上腹部疼痛	可出现上腹部或剑突下及右上腹部疼痛

图4-13　心绞痛的特殊信号

3.心绞痛的护理要点

①迅速帮助老人就地安静休息。

②不能随便搬动老人。

③告诉老人保持安静，精神放松。

④立即给老人舌下含硝酸甘油1片或异山梨酯10毫克，1~5分钟内可缓解。

⑤注意观察老人的呼吸及脉搏。

⑥若经以上处置，老人心前区疼痛时间已超过15分钟，而且一直不缓解，则应考虑是否是急性心肌梗死，并立即拨打"120"急救电话请医生到现场抢救。

⑦虽能缓解，但仍反复发作者，也应尽早前往医院诊治。

三、心肌梗死的护理

1.观察老人的变化

注意观察心率、心律、血压变化，观察疼痛性质和持续时间等，如疼痛性质发生变化，或持续时间变长，或原有心绞痛发作频率增加、疼痛加剧，应警惕有可能发生急性心肌梗死。

2.出现的症状

如冠心病老人出现以下症状之一，应立即送往医院救治。

①心绞痛由偶尔发作转为在短期内频繁发作。

②胸疼加重，且持续时间延长，甚至休息时也有心绞痛发作，而且经含服硝酸甘油后疼痛不能减轻。

③胸疼时伴有恶心、呕吐、大汗、心慌等。

④突然出现不明原因的烦躁、呼吸加快、咳嗽、吐泡沫样痰。

⑤反复感觉心慌、气短，摸脉搏细弱且节律不整。

⑥出现不能缓解的嗓子痛、突发牙疼、胃部不适、上腹剧痛、恶心呕吐、左肩部酸痛、左上臂与左手无名指麻木、腰腿痛、突然偏瘫失语等。

3.心肌梗死时的护理要点

老人一旦出现心肌梗死症状，表明心脏在呼救，应争分夺秒地在1个小时内送往医院救治，并在这1个小时的时间内，按图4-14所示的操作步骤进行紧急救护。

步骤一	家人和养老护理员要保持镇静，不要慌乱，以免影响老人的情绪
步骤二	让老人卧床休息，不要随意搬动和活动，不要因老人咳嗽、呼吸不畅而捶背等
步骤三	立即帮老人舌下含服硝酸甘油、速效救心丸等药物
步骤四	同时立即打"120"急救电话，向急救中心发出急救呼叫信号，呼叫时要说明老人的地址、病情等情况，并做好相关准备
步骤五	以亲切的语言安慰老人，保持其情绪稳定
步骤六	在等待急救人员到来前，有条件时可给老人吸入氧气，随时测量老人的脉搏、血压、呼吸，若老人突然呼吸或心跳停止，可在其心前区猛叩击两拳，若心跳不恢复，立即进行心肺复苏术
步骤七	急救人员到来时，应协助正确护送，向担架或平车上搬动时动作要轻柔，要做到不让老人用力，请老人躺舒适后帮助盖好被子，注意保暖

图 4-14　出现心肌梗死的紧急救护步骤

4.心肌梗死恢复期的护理要点

如经医院救治后，老人病情平稳，且医生允许，第二周便可逐渐开始活动。此时养老护理员应逐渐参与老人恢复期的护理工作，以便适时过渡到回家后的护理。其护理要点见表4-6。

表 4-6 心肌梗死恢复期的护理要点

序号	护理类别	护 理 要 点
1	心理护理	仔细观察老人的情绪，对老人提出的有关问题给予耐心解释，帮助老人克服两种不利于病情恢复的情绪。 ①老人因经历了心肌梗死持久而难以忍受的胸部剧痛，或其他症状，所以会产生焦虑、恐惧情绪，担心疾病再发，甚至怀疑自己有生存危机，此时，应劝慰老人，引导其对疾病有客观的认识，帮助其消除恐惧心理，增强自信心。 ②有的老人盲目自信，甚至认为已经渡过了难关，于是对疾病满不在乎。此时，应向其讲明本病的性质和危险性，引导其以科学的态度对待疾病，注意生活保健，坚持服药治疗
2	日常生活护理	①避免过劳和紧张，保证卧床时间和充足的睡眠。 ②调节饮食，多吃含粗纤维的食物。 ③预防便秘。 ④禁烟、禁酒
3	适当的活动	活动要循序渐进，不可操之过急。 ①第二周可开始逐渐活动，先帮老人在床上坐起，坐起的时间逐渐延长。如老人无不适，可转为坐于床边；如经过两三天，无任何不适，可让老人站立；经几次适应后可让老人下床，在床周围走动，再至散步。每一次改变都在增加老人的活动量、活动时间和强度。 ②出院后可做适度而规律的活动，如散步、打太极拳等。每次活动前先测脉搏，活动后如脉搏每分钟增加不超过10次，下次可用同一方法活动，但活动量可稍增加，如脉搏每分钟增加20次，即为中等活动量。坚持一段时间后，再增加运动量，如活动后脉搏每分钟增加25次，而且5分钟内恢复正常，就说明可以与正常人一样活动了。 ③尽量不单独外出，外出须带急救药品
4	坚持用药	坚持遵医嘱按时服药，不可随意停药或改药量

四、脑血管意外的护理

脑血管意外也称脑中风，是一种最常见的急性脑局部血液循环障碍性疾病。

1.脑血管意外的种类及先兆特征

脑血管意外的种类及先兆特征见表4-7。

表 4-7 脑血管意外的种类及先兆特征

序号	类别	具 体 说 明
1	种类	①动脉硬化性脑梗死。动脉硬化性脑梗死由脑血栓形成,多发于60岁左右的老人,尤其是有高血压或明显动脉硬化者,因脑部动脉血管粥样硬化,血管腔变窄、闭塞,造成脑部组织急性缺血和脑组织坏死。发病初期,头痛、头晕、一时性失语和肢体麻木。严重时头痛、恶心、呕吐、吞咽困难、失语和视觉障碍,多无意识障碍。 ②高血压性脑出血。高血压性脑出血即脑溢血,多发于50岁以上的高血压老人,病情严重、预后差、死亡率高。多在情绪紧张、兴奋、排便用力时发病,表现为突然头晕、头痛、恶心、呕吐、意识障碍、大小便失禁。如果患有高血压的老人突然感觉剧烈的后侧头痛或颈部痛、运动感觉障碍、眩晕或晕厥、视物模糊等,可能是脑出血的先兆,要及时去医院检查
2	先兆特征	①一部分老人在中风发作前常有血压升高、血压波动、头痛头晕、手脚麻木无力等现象。 ②黑蒙现象为脑血管病的最早报警信号,就是正常情况下,老人突然出现眼前发黑,看不见物体,几秒钟或几分钟即恢复常态,此时既没有恶心、头晕症状,也无任何意识障碍。 ③出现有短暂性视力障碍,不是眼前发黑,而是视物模糊,视力多在一小时内自行恢复。 ④常常打哈欠,即当脑动脉硬化逐渐加重,管腔越来越狭窄,脑缺血缺氧加重时,特别是在缺血性中风发作前5~10天,频频打哈欠。 ⑤若老人头转向一侧时,突然感觉手臂无力,或同时伴有说话不清,1~2分钟后完全恢复常态,这是已经硬化的颈动脉扭曲加重了狭窄,导致脑组织供血不足暂时缺血的症状。尽管这种症状恢复很快,但它足以提醒人们,缺血性中风随时可能发生

2.出现脑血管意外后的护理要点

①当老人发生中风时,让老人保持安静,完全卧床,在急性期内尽量不要搬动老人,不要进行非急需的检查,因为此时老人体位

的改变可能会促使脑内继续出血。在发病48小时以后,可逐渐给老人翻身,以防坠积性肺炎和褥疮的发生。

②保持呼吸道通畅。昏迷老人要松开上衣纽扣和腰带,戴假牙者也应取出,并将患者头侧向一边,这样可以保持呼吸道通畅,呕吐物不易吸入到气管里,头位可稍低,不宜给老人灌药,要勤给老人吸痰。

③最好让老人持续或间断地吸氧。

④保持营养的供给。在发病头1~2天,应给昏迷的老人禁食,待老人意识清醒、没有吞咽困难后,可试着给予一些流质饮食,如牛奶、蛋汤等,每次量要少一些,可多喂几次。脑出血老人一旦发生并发症,往往成为致死的直接原因。因此,做好以上工作十分重要。

五、糖尿病的护理

糖尿病是一种由于机体内胰岛素绝对或相对不足,引起的糖、脂肪、蛋白质、水、电解质等代谢紊乱性疾病。

1.糖尿病的主要症状及其他症状

糖尿病的主要症状及其他症状见表4-8。

表4-8 糖尿病的主要症状及其他症状

序号	类别	具 体 说 明
1	"三多一少"	①"三多"即尿得多、吃得多、喝得多。吃、喝、拉都比正常人或比以往要多,同时又有体重和体力下降现象。 ②体重和体力下降叫作"一少",多数糖尿老人不见得消瘦,就是体重比最重的时候下降一点。若发现老人现在吃饭比原来多,喝水比原来多,但体力并不好,这时候很多人实际血糖已经达到糖尿病的标准了
2	其他	①口腔。口干、口渴、饮水多、口腔黏膜出现瘀点、瘀斑、水肿、牙龈肿痛、牙痛,或口腔内有灼热感觉。 ②体重。体重缓慢减轻,且无明显的诱因。 ③体力。疲乏、常有饥饿感、出汗、乏力、心悸、颤抖、低血糖。 ④尿液。尿频、尿液多。

续表 4-8

序号	类别	具 体 说 明
2	其他	⑤眼睑。眼睑下长有黄色扁平新生物（黄斑瘤）。 ⑥皮肤。下肢、足部溃疡经久不愈，或有反复的皮肤、外阴感染，皮肤擦伤或抓破后不易愈合，或有反复发作的龟头炎、外阴炎、阴道炎。 ⑦血管。动脉硬化、高血压、冠心病。

2.糖尿病的护理要点

对于有糖尿病的老人，养老护理员要掌握几个护理要点，具体见表4-9。

表 4-9　糖尿病的护理要点

序号	护理类别	护 理 要 点
1	饮食护理	①饮食原则。严格控制主食（粗制米、面、适量杂粮），甜食、水果的进食量，禁烟限酒，饮食定时定量。 ②适宜饮食。主食以粗粮为主，如谷类、高粱米、大麦、荞麦、玉米、黄豆、黑豆、青豆、豇豆。蔬菜水果有南瓜、苦瓜、洋葱、菠菜根、白萝卜、胡萝卜、芹菜、韭菜、豌豆、大白菜、茭白、甘蓝、青椒、卷心菜、空心菜、油菜、山楂、樱桃、乌梅、杏仁、松子、银杏、核桃、荔枝。还应多食鱼、菇类、芝麻、大蒜、芥菜、虾皮、海带、牛奶、排骨、芝麻酱及优质蛋白质。 ③饮食禁忌。禁食各种糖类、甜糕点、蜜饯、蜂蜜、藕粉、水果罐头、汽水、果汁、果酱、甜饮料，少食花生、葵花子、核桃等油脂含量高的食物，禁食含淀粉多的食物，如芋头、粉条、果酱、土豆、红薯、藕、红小豆、绿豆、豌豆粉、蚕豆粉、绿豆粉，少食精米、白面，禁烟酒
2	运动锻炼	步行、慢跑、骑自行车、做健美操、游泳、家务劳动，时间20~40分钟，可逐渐延长，每日一次，时间安排在餐后1小时为宜。活动时老人心率等于170减去年龄。卧床老人做肢体活动或被动运动
3	预防感染性疾病	预防呼吸道感染、感冒、流感、支气管炎和肺炎；讲究口腔卫生；注意皮肤卫生，以防患毛囊炎、疖肿和痈；重视足部护理，每天泡脚，检查足部皮肤

续表 4-9

序号	护理类别	护 理 要 点
4	按时按量用药	老人按时按量用药,注意观察药物是否产生不良反应。常见的有贫血、皮肤瘙痒、皮疹、食欲减退、恶心呕吐、口干苦、金属味、腹泻等症状
5	定期测血糖	预防胰岛素的不良反应有: ①低血糖反应。原因是胰岛素使用量过大、饮食失调、运动过量。症状是头昏、心悸、多汗、饥饿甚至昏迷。抢救措施为进食糖果或饼干。 ②胰岛素过敏。症状是局部瘙痒、荨麻疹。 ③注射部位皮下脂肪萎缩或增生,可致胰岛素吸收不良
6	严密观察病情	如老人出现头晕、头痛、极度口渴、恶心、呕吐、疲乏无力、精神萎靡、嗜睡、呼吸加快、腹痛和口内有苹果酸味等情况,应立即就医

专家提示

　　血糖较高、伴心脑血管疾病的、血压收缩压大于 180mmHg 的患病老人应停止活动,避免受伤。平时运动时要带少许甜食,以备出现低血糖时急用。

六、呼吸道感染的护理

1.呼吸道感染的症状

　　①老人呼吸道感染发病多较缓慢,症状不典型。早期乏力,精神萎靡,或仅有咳嗽、咳痰等轻微症状,白细胞不升高。

　　②老人患呼吸道感染症状不明显,但后果严重。如果感冒可引起重症肺炎导致死亡,或促发原有的旧病发作或加重;如果患肺炎,可引起心脏病发作或心力衰竭,或使糖尿病加重,引起肾功能衰竭、败血症等。有的易引起中毒性休克、昏迷,但体温不高甚至降低。

2.呼吸道感染的护理要点

①注意天气变化，避免受凉，不要和感冒老人接触，以免被传染。

②注意观察老人的精神、食欲、脉搏和皮肤温度等的变化，及早发现异常。

③如发现老人流清鼻涕、咳嗽，痰的性状有所改变，或精神状态不好，要抓紧治疗，防止引发肺炎。

④加强营养。给予少而精、易消化、富含营养的饮食，以流质、半流质食物为主，给予少量固体食物。

⑤预防感冒。对恢复期的老人要精心照顾，注意保持室温相对稳定，保持室内空气新鲜。

⑥增强体质。

⑦注意观察病情：遵医嘱用药，若有不适，及时复查。

七、慢性支气管炎的护理

慢性支气管炎是老人的常见病和多发病，多发于冬春季，夏秋季也偶有发生。

1.认真观察

养老护理员要认真观察老人咳嗽、咳痰情况，痰量及外观，观察老人的精神状况，皮肤黏膜、唇甲有无发绀等症状。

2.慢性支气管炎的护理要点

慢性支气管炎的护理要点见表4-10。

表 4-10 慢性支气管炎的护理要点

序号	护理类别	护 理 要 点
1	一般护理	（1）环境方面 ①保持室内空气新鲜，定时开窗通风，一般温度保持在18℃~22℃，相对湿度为60%左右。 ②避免煤烟、粉尘的刺激，防止感冒，以预防慢性支气管炎发作。 （2）饮食方面

续表 4-10

序号	护理类别	护 理 要 点
1	一般护理	① 饮食上多食高蛋白、高热量、高维生素、易消化的食物，禁食生冷、肥腻、辛辣食品。若食欲欠佳，可给予半流质或流质饮食，注意食物的色、香、味。 ② 可选用一些止咳、生津、化痰的食物，如百合、杏仁、梨、芦柑、心里美萝卜等。 ③ 要鼓励老人多喝水，每日至少喝3 000毫升
2	心理护理	由于老人经历了长期、反复发作的病痛的折磨，严重地影响老人的日常工作和生活，久而久之导致老人情绪低落、焦虑和家属厌倦，容易使老人失去对疾病治疗的信心甚至不配合治疗。为此，要及时向老人和家属做好解释工作，增加老人对疾病的了解程度，激励老人的生存欲望，缓解老人的不安情绪，帮助老人树立战胜疾病的信心，从而积极配合治疗，争取早日康复
3	呼吸运动锻炼指导	坚持呼吸锻炼可延缓疾病的进展，改善呼吸功能，有助于气体交换，促进二氧化碳的排出。 ① 方法。取坐位或卧位，两手分别放于前胸和上腹部，用鼻缓慢吸气，因膈肌松弛，腹部的手有向上抬起的感觉，而胸部的手原位不动。呼气时，腹肌收缩，腹部的手有下降感。 ②次数与时间。每日3次，每次做5~15分钟。 ③要求。呼吸要深长而缓慢，尽量用鼻呼吸
4	耐寒锻炼	应帮助老人加强身体的耐寒锻炼，气候变化时注意衣服的增减，避免受凉。耐寒锻炼需从夏季开始，先用手按摩面部，后用冷水浸毛巾拧干后擦头面部，渐及四肢。体质好、耐受力强者，可对全身进行大面积冷水摩擦，一直持续到9月份，以后继续用冷水摩擦面颈部，冬季时最低限度也要用冷水洗鼻部，以提高耐寒能力，预防和减少支气管炎的发作

八、痛风的护理

痛风多见于老年男性及绝经后妇女，尤其是肥胖者。

1.痛风的症状

痛风的症状见表4-11。

表 4-11　痛风的症状

序号	类　别	具　体　说　明
1	急性关节炎	① 多于春秋季发作。发病急，数分钟至数小时内出现红、肿、热的关节剧烈疼痛，拒触碰，伴关节腔积液，夜间加重。脚趾多见，也可多部位同时发作，如踝、跟、指（趾）、腕、肘。 ②发热。轻中度体温增高。 ③诱因。饮酒、高蛋白饮食、脚扭伤、劳累、寒冷、感染，可于数小时至1~2周后自行缓解
2	慢性关节炎	病程久，关节僵硬、变形，活动受限
3	痛风石	尿酸盐沉积于关节周围，表面皮肤如果破溃可形成瘘管，流出白色糊状物质，为痛风的典型表现
4	痛风肾及肾结石	出现肾绞痛、蛋白尿、血尿、尿路感染、尿毒症

2. 痛风的护理要点

痛风的护理要点见表4-12。

表 4-12　痛风的护理要点

序号	护理类别	护　理　要　点
1	调整饮食	痛风老人均应调整饮食，原则为"三低一高"。 ①低嘌呤饮食。 ②减轻体重。 ③低盐、低脂膳食。 ④大量饮水。
2	运动护理	适当的运动锻炼可以增加和保持关节活动范围，增强肌力，增强静力性和动力性运动耐力，减轻关节肿胀，增加骨密度，改善老人的心理状态。其基本原则是：个别对待，循序渐进，活动时不增加疼痛。常用的运动包括被动运动和主动运动。 1）被动运动。采用轻缓的方法，进行关节轴向运动，活动范围要达到最大限度，每天至少1次，防止关节挛缩畸形。被动运动适用于不能主动运动者，慎用于急性关节炎或严重疼痛者。 2）主动运动。

续表 4-12

序号	护理类别	护 理 要 点
2	运动护理	①力量训练。以等长收缩运动为主，即运动时有肌肉收缩，但没有关节活动，适用于急性关节疼痛的患者，可以提高肌肉力量，防止肌肉萎缩，还有利于缓解关节周围的肌肉痉挛。 ②耐力运动。在肌肉力量得到提高，疼痛症状基本控制的条件下可以进行，目的是改善关节功能，增加活动耐力及实际生活活动和工作能力。走、游泳、骑车等均为适宜的运动方式。 ③牵伸性训练。主要用于防止关节挛缩，增加关节活动范围。包括被动牵伸、助力牵伸和主动性牵伸。牵伸之前可施以热疗以增加胶原纤维的伸展性。 3）理疗。理疗主要包括热水浴、热敷、温泉浴，还包括微波、短波和超声波治疗

九、帕金森病的护理

1.什么是帕金森病

帕金森病又称震颤麻痹，属于中老年疾病，男女发病率之比为5：4。

2.帕金森病的症状

帕金森开始时多表现为说话含糊不清、肩酸痛、手震颤、写字困难、动作笨。临床四大症状有行动迟缓、肌强直、静止性震颤、姿势平衡障碍。日常生活不能自理，坐下时不能起立，卧床时不能自行翻身，震颤自一侧上肢开始，表现为"搓丸样"或"数钞样"动作，扩展至下肢和对侧肢体。晚期老人表现为站立不稳，肢体反射减弱，容易向前或向后倾倒。

3.帕金森病的护理要点

①鼓励老人自理，做力所能及的事情。
②指导老人做肢体锻炼、主动运动及被动运动。
③预防感染和外伤。
④进行饮食指导，预防便秘。饮用高热量、半流质食物，必要时可用吸管。

⑤做好清洁护理，防止褥疮。

⑥进行药物护理，注意药物的不良反应。

十、肺炎的护理

1.肺炎的危害

老人在冬春季节最易患肺炎，尤其是患有慢性支气管炎、肺气肿、冠心病、糖尿病的老人，以及因中风、骨折长期卧床的老人。

老人一旦患了肺炎，由于体质相对较弱不仅疗效差、不易痊愈，而且常导致肺功能不全或心力衰竭，甚至危及生命。由此可见，肺炎是老人健康与长寿的大敌。但由于老人肺炎因症状不典型，往往容易被忽视和误诊。

2.肺炎的症状

老人如果出现以下情况，应警惕肺炎的可能。

①感冒后久治不愈，出现呼吸急促，胸闷，口唇及指甲发紫，脉搏加速、细弱等症状。

②慢性支气管炎老人出现咳痰增多，痰色变黄稠，呼吸加快。

③不明原因的食欲明显减退、恶心、呕吐、四肢软弱无力。

④不明原因的精神萎靡、疲倦、乏力或躁狂多动、嗜睡。

⑤不明原因的气急、不能平卧、下肢浮肿、肝区胀痛。

老人如出现上述情况，即使无发热，肺部听诊无啰音发现，白细胞正常，也应做常规胸部X线检查，以免误、漏诊，延误治疗。若老人患有感冒，一定要重视，切勿大意，应及时去医院诊治。

3.肺炎的护理要点

①要在力所能及的情况下，积极参加体育锻炼，以增强体质，提高耐寒、抗病能力。

②要适当多吃些滋阴润肺的食品，如梨、百合、木耳、萝卜、芝麻等。

③要注意居室卫生。居室要经常保持清洁、空气新鲜、阳光充足，定期用食醋熏蒸消毒。

④要注意保暖。当气温急剧变化时，应及时给老人增减衣服，

以防寒邪侵袭，诱发感冒。老人的前胸后背不要受凉，最好穿一件较长的马甲，否则易加重病情。

⑤保持口腔卫生。

⑥保持呼吸道畅通。

⑦积极锻炼增强呼吸功能。逐渐由胸式呼吸转为腹式呼吸，即呼气时鼓肚子以使腹肌下降，气沉丹田，动作力求悠而慢，以增强呼吸深度。

十一、老年痴呆的护理

痴呆可在任何年龄阶段发生，以60岁以上老人最为常见，此病具有慢性及进行性加重的特点。

1.老年痴呆的表现

①忘记刚刚发生的事情或说过的话。

②叫不出熟悉人的名字和物品名称。

③计算能力下降，日常买卖计算错误。

④反复做同一件事，比如来回走动。

⑤言语少或者自言自语。

⑥容易迷路，在熟悉的环境中也可能迷路。

⑦理解能力下降，像小孩子一样幼稚。

⑧生活自理能力下降，不能从事简单的日常活动。

⑨淡漠、懒惰，个人兴趣丧失。

⑩常焦躁不安，情绪反复无常，如大声喊叫。

2.老年痴呆的护理要点

（1）基本护理要点

①给予老人一个宽敞、清洁的环境。要把一些凌乱的东西放置好，把危险物品藏起来；还可以做一些标志性的提示物，如在洗手间门口做标注，要关好电炉子、煤气开关，还可以把一些重要的事情写在提示板上，挂在明显的位置。

②不让老人单独外出，以免走失。可以带着老人出去散散步，可以在老人的身上带一个地址牌。

③强化老人的记忆力。如果老人不知道自己的家、厕所，要反复带老人辨认，并说明各处的特点。

④中度老年痴呆老人可能还会出现不知道怎么穿衣服、随地大小便等问题，应该帮助老人选择方便解开的衣物，或者定时带着老人去厕所。

⑤建立每日活动时间表，提醒老人应做的工作。

（2）安全防护要点　60岁以上的老人有10%会患痴呆，而80岁以上者有20%～30%会患痴呆。老人痴呆伴随多种并发症，往往容易造成老人死亡，所以，有必要强调对痴呆老人的安全防护。其要点见表4-13。

表4-13　老年痴呆的安全防护要点

序号	类别	具　体　说　明
1	防自我伤害	近年来，痴呆老人的自伤、自杀事件屡见不鲜，究其原因，不外乎以下两类。 ①心理脆弱，丧失自理能力的，不愿给家人增加负担，寻求一死了之。 ②病态表现。由于脑组织退变萎缩，老人在抑郁、幻觉或妄想的支配下，所发生的自我伤害。 不论上面哪一种，都需要家人在耐心地进行心理开导的同时，进行全面的照顾，严密观察可疑动向，及时排除老人可能自伤、自杀的危险因素，比如保管好利器、电源开关、剧毒药物等
2	防跌伤骨折	①老年性痴呆多伴有锥体外系统病变，表现为舞蹈症、扭转痉挛、震颤麻痹以及各种各样的共济失调。老人站立、行走都会发生困难，往往会亲自行动去完成一些力不从心的工作，结果每每跌伤。 ②老人骨质脱钙，缺少胶质，致使骨质疏松，极易骨折，最多见的为股骨颈骨折，也有跌伤头部，引起颅内出血的病例，死亡率相当高。家庭地板、浴池、厕所地面要防滑，规劝老人不要做难以承担的劳作，上下楼梯一定要有人陪伴和扶持，冰雪季节老人要减少外出等
3	防意外事故	有些痴呆老人还患有糖尿病，有多吃多喝症状，常趁家人不在，自己烧菜做汤，结果造成烧伤、烫伤，严重的还可引起煤气爆炸、中毒或火灾；加之他们失去了正常生活能力，一旦发生紧急情况，反应迟钝、笨拙，不能应急处理，以致产生严重后果。对于这样一类老人，应紧密看护，不能让其过多地单独操作，一些有危险的器具，可锁入厨房内，避免其单独接触

续表 4–13

序号	类别	具　体　说　明
4	防药物中毒	痴呆老人多伴有其他疾病，用药比较多样，如果使用不当最易引起药物中毒，尤其是一些心脏病用药，用之过量会导致猝死。所以不能让痴呆老人自己掌握用药，家中应有专人掌握老人的用药，以防发生药物中毒
5	防老人走失	报纸上的"寻人启事"中的走失者，多半是因为痴呆而走失。痴呆老人失去了认家记路的能力，又难以说明自己的身份住址，常给社会造成困难，也容易发生意外。所以，对痴呆老人要严加看管，限制其外出活动，避免过多地迁居。病人衣兜内应放置卡片，写清老人姓名、所患疾病、家庭住址、联系电话等，这样一旦迷路，也容易被人发现送回
6	防恶习非命	人一旦痴呆，多数变得邋遢、肮脏、不讲卫生，这可能引起严重感染。有的会嗜烟、酗酒，失去控制，这会加重脑损害；有的饮食无度、暴饮暴食，这可能导致胃扩张、胃肠功能紊乱，甚至猝死。对痴呆老人的恶习，不可一味迁就，更不能无原则地纵容，要设法使其戒除

第三节　冷疗应用护理

　　冷疗是指利用低于体温的介质接触人体，使之降温以治疗疾病的方法。它与冷冻疗法的区别在于，它所加于人体的低温不会造成组织细胞的损伤。短暂较深的低温可以兴奋神经系统，过长则作用相反。冷作用于局部可使血管收缩，继而扩张，有利于改善局部循环。冷使呼吸加深，临床用于高烧、软组织损伤早期、神经官能症，也常用于保健，提高机体抵抗力。

一、冷疗的作用

　　局部冷疗法引起人体的反应，有局部的直接作用和继发的全身反应两方面。局部反应表现为皮肤血管收缩、汗腺分泌减少、皮肤苍白，周围感觉和运动神经纤维传导速度减慢。

　　冷使皮肤神经感受器功能下降，甚至一过性丧失，其中触觉和冷觉感受器最为明显。肌肉受冷后收缩能力降低，这与肌梭兴奋性减低、神经传导速度变慢、组织黏稠度增加有关。由于组织黏稠度增高，肌力减弱、关节发僵，活动范围变小；局部组织代谢功能减低；细胞通透性改变，从而减轻局部渗出。

上述局部反应均为可逆的，反应的强弱取决于降温的速度和幅度、持续时间和受冷范围。局部冷疗引起的全身反应与局部反应的强弱有关，面积小、时间短、降温幅度不大时，全身反应很小或不会引起全身反应；反之引起寒战、出汗减少、心率减慢、呼吸变深等现象。

二、冷疗的临床应用

冷疗法在临床常常应用于急性软组织损伤的早期以及神经痛、神经炎、神经兴奋或肌肉疲劳所致的肌肉痉挛、高热、中暑等。冷疗法的禁忌症有：血栓闭塞性脉管炎、栓塞性静脉炎、雷诺氏病、皮肤感觉障碍、重症高血压病和肾脏病、体质过弱的老年及婴幼儿患者。临床应用主要包括以下几个方面。

①消炎。冷使血管收缩，细胞通透性改变，局部渗出及出血减少，局部炎性水肿减轻。

②镇痛。冷使神经兴奋性下降、传导速度减慢，故能缓解疼痛。

③解痉挛。为肌肉兴奋性及收缩力减低的结果。

④退热。

三、冷疗法的应用范围

冷疗法所用的温度一般高于0℃，降温缓慢，不会引起局部组织损伤。而冷冻治疗所用的温度大大低于0℃，降温急骤，使组织细胞产生冰晶而被破坏。临床上冷冻疗法是以局部应用为主，而冷疗方法则有局部或全身应用之分。局部应用的冷疗法有冰袋、冰垫、冰水浸浴、冰块按摩、低温湿敷、冰运动疗法（将患部浸入冰水10～20分钟，或用冰块按摩5～7分钟，随即进行主动和被动运动）和氯乙烷喷射。全身应用有酒精擦澡、湿包裹、冷水灌肠等。全身冷疗又广泛用于健身，如冷水浴、冬泳、冰块擦澡等。

四、用冰袋给老人降温的操作步骤

养老护理员在用冰袋给老人降温时，应按图4-15所示的操作步骤进行。

步骤一	把冰块弄碎
步骤二	用不漏水的塑料袋盛冰块
步骤三	用干毛巾裹住冰袋，敷在老人头部
步骤四	每2分钟就必须挪开或者循环到别的地方再敷
步骤五	同时加敷腋窝和股沟降温效果会更好

图 4-15　用冰袋给老人降温的步骤

专家提示

养老护理员在用此方法给老人降温时，切记冰袋不能在同一个地方停留超过 3 分钟，要循环使用。禁用部位为耳后、心前区、腹部、阴囊及足底处。

五、用冷毛巾给老人降温的操作步骤

养老护理员在用冷毛巾给老人降温时，应要按图4-16所示的步骤进行。

步骤一	将毛巾打湿
步骤二	拧干毛巾，但不能拧得太干
步骤三	将毛巾叠成小块长方形

图 4-16　用冷毛巾给老人降温的步骤

| 步骤四 | 将叠好的毛巾敷在老人头上，每5分钟更换一次 |
| 步骤五 | 同时还要用另一块湿毛巾不停地给老人擦拭腋窝、手心和脚心 |

图 4-16　用冷毛巾给老人降温的步骤（续）

专家提示

养老护理员须注意：只有老人低烧时，才适合用此方法给老人降温。

六、用酒精擦拭给老人降温的操作步骤

酒精是最简易、有效、安全的降温方法。养老护理员在用酒精擦拭给老人降温时，可按图4-17所示的操作步骤进行。

| 步骤一 | 将纱布或柔软的小毛巾用酒精蘸湿 |
| 步骤二 | 轻轻擦拭老人的颈部、胸部、腋下、四肢和手脚心 |

图 4-17　用酒精擦拭给老人降温的步骤

专家提示

给老人擦拭降温用的酒精浓度不可过高，否则大面积地使用高浓度的酒精可刺激皮肤，吸收表皮大量的水分。

第四节　热疗应用护理

热疗又名熏蒸，是中医外治疗法的分支。中医热疗法又称中医蒸煮疗法、远红外物理热疗、中医汽浴疗、药透疗法、热雾疗法

等。热疗是物理治疗的一种，以各种热源为介质，将热传递到机体，以达到治疗目的的疗法。既可利用介质通过传导、对流、辐射等传递方式将热源的热量传给机体，又可利用电磁原理，使机体吸收电磁场的能量，使之变成热能。一些光疗（如红外线治疗）的生理作用也是热作用。常用的热疗法可分三类，即高频透热疗法、辐射热疗法和传导热疗法。

一、热疗的临床作用

①促进炎症的消散和局限。热疗可使局部血管扩张，血流速度加快，利于组织中毒素的排出。同时促进血液循环，增加血流量，加快新陈代谢，增强白细胞的吞噬功能。因而在炎症早期用热疗，可促进炎性渗出物的吸收和消散；在炎症后期用热疗，可因白细胞释放蛋白溶解酶，溶解坏死组织，从而有助于坏死组织的清除及组织修复。

②缓解疼痛。热疗能降低痛觉神经的兴奋性，改善血液循环，减轻炎性水肿，加速致痛物质的排出及渗出物的吸收，从而解除局部神经末梢的压力。热疗还可使肌肉、肌腱和韧带等组织松弛，可缓解因肌肉痉挛、关节强直而引起的疼痛。常用于腰肌劳损、肾绞痛、胃肠痉挛等病人。

③减轻深部组织充血。热疗可使局部血管扩张，体表血流增加，因而相对减轻深部组织的充血。

④保暖。热疗可使局部血管扩张，促进血液循环，使病人感到温暖舒适。多用于危重、年老体弱、小儿及末梢循环不良病人的保暖。

⑤改善局部血液循环。

二、热疗的影响因素

热疗的影响因素见表4-14。

表 4-14 热疗的影响因素

序号	影响因素	具 体 说 明
1	方法	用热方法不同，效果也不同，通常有湿热法与干热法两种。由于水是热的良导体，传导性优于空气，因此湿热法效果优于干热法
2	时间	用热需要有一定的时间才能达到预期效果。在一定时间内，随着时间的延长，效果会越好。但若应用时间过长，敏感性降低，会发生继发性效应，甚至还会引起不良反应，如烫伤等，用热多在20~30分钟内产生效果
3	温度	用热的温度与体表的温度相差越大，机体对热刺激的反应越强烈；反之，则越小。环境温度也会影响热效应，如室温越高，散热越慢，则热效应增加；反之，热效应降低
4	面积	用热产生的效果与应用面积有关。用热面积越大，产生的反应越强，效果越显著；反之，用热面积越小，效果就会越弱
5	部位	用热部位不同，产生的热效应也不同。因此为高热患者降温时，要放置在皮肤薄且有大血管分布的腋下与腹股沟等处
6	个体差异	由于机体的状态、年龄、性别、神经系统的调节功能以及生活经历等不同，对热的耐受力会有所差异，同一温度的刺激会产生不同的效应

三、热疗的禁忌有哪些

①急性炎症反应。如牙龈炎、中耳炎、结膜炎、面部肿胀等，用热可使局部温度升高，有利于细菌繁殖，加重病情。

②未明确诊断的急症。用热可减轻疼痛，但容易掩盖病情真相，而贻误诊断和治疗。

③危险三角区感染。因该处血管丰富，且面部静脉无静脉瓣，又与颅内海绵窦相通，热疗可使该处血管扩张，血流量增多，易造成严重的颅内感染和败血症。

④各种出血性疾病。因为用热可使局部血管扩张而加重出血倾向。

⑤软组织损伤。早期软组织损伤24~48小时内用热，可加重出血和肿胀，加重疼痛。

⑥治疗部位有恶性肿瘤。因为用热会加速细胞新陈代谢，加速肿胀，血液循环加快，从而加速恶性肿瘤转移。

⑦人体有金属移植物部位。因为金属是热的良导体，易造成烫伤。

⑧皮肤疾病。如湿疹、开放性引流伤口处，用热会加重皮肤受损，增加患者不适。非炎症性水肿时不可用热，因用热可加重水肿。

> **专家提示**
>
> ①有的老年人因其对温度变化的耐受力差，敏感度也较差。
> ②头部用热可使头部血管扩张，颅内压升高，可能产生头痛、眼花，甚至脑出血。
> ③感觉功能差及心智状态受损者慎用。

四、用温水给老人热疗的操作步骤

养老护理员在用温水给老人热疗时，可按图4-18所示的操作步骤进行。

步骤一	向老人解释并征得老人的同意
步骤二	兑好一盆38℃左右的温水
步骤三	将物品携至床前，松开盖被，脱去老年人一侧的上衣，帮助老人松裤带，露出一侧的上肢，并在上肢下垫上大毛巾，将浸有温水的小毛巾拧至半干缠在手上成手套式
步骤四	养老院护理员边擦边按摩，用干毛巾擦干皮肤。用同样的方法擦另一侧
步骤五	协助老人侧卧，暴露出背部，在背部下面垫上大毛巾，用浸有温水的小毛巾擦拭全背，露出一侧下肢，在下面垫上大毛巾，用大毛巾擦干皮肤
步骤六	用同样的方法擦另一侧下肢
步骤七	为老人穿好衣裤，盖好盖被，让老年人休息，整理好物品，洗手并记录

图 4-18 用温水给老人热疗的操作步骤

专家提示

养老护理员在给老人擦拭腋窝、腹股沟等血管丰富的部位时，擦拭时间可稍长一些，以助散热。胸部、腹部等部位对冷刺激敏感，最好不要擦拭。

五、给老人热敷的操作步骤

养老护理员在用温水给老人热敷时，可按图4-19所示的操作步骤进行。

步骤一	敷垫放入蒸锅内加热后，备齐用物携至床旁，向老人解释清楚
步骤二	暴露治疗部位，下垫橡胶单及治疗巾，局部皮肤涂凡士林（范围应较热敷部位大），盖上1层纱布
步骤三	持敷料钳拧干敷垫，至无水滴下为度，并在掌侧腕部试温以不感烫手为宜，折成适当大小，放置患部，盖上棉垫或大毛巾
步骤四	热敷时间一般20～30分钟或按医嘱，每3～5分钟更换敷垫一次，保持一定的水温。
步骤五	热敷完，擦去凡士林，清理用品，物归原处

图 4-19 给老人热敷的操作步骤

专家提示

①如果老人有创口，应注意无菌操作，敷后按换药法处理创口。眼部热敷时嘱患者闭上眼睛。

②面部热敷者，敷后30分钟勿外出，以防感冒。

③防止烫伤。

第五章　康复护理技能

☞ 偏瘫康复护理

☞ 活动和意外保护

第一节 偏瘫康复护理

一、认识偏瘫

1.什么是偏瘫

偏瘫是指因脑血管意外、脑外伤、脑肿瘤等原因所导致的以半侧肢体运动功能障碍为主要表现的一种常见的残疾，同时可伴有失语、失认、情绪低落和视物不全等症状。

2.偏瘫的常见障碍

①运动功能障碍。是指偏瘫一侧的上、下肢不能活动、活动困难或不灵活。

②感觉障碍。常常表现为偏瘫肢体的疼痛或麻木。

③言语障碍。失语、构音障碍，读写、计算障碍。

④认知障碍。时间、地点、人物定向障碍，注意力、记忆力、逻辑思维能力障碍等。

⑤吞咽障碍。饮水呛咳、流涎、口腔内残留食物等。

⑥情绪障碍。情绪不稳定，抑郁、焦虑、迟滞、淡漠、兴奋等。

⑦能力下降。日常生活活动能力下降，行走困难，交流障碍，工作能力下降等。

3.偏瘫的常见并发症

①压疮。

②关节挛缩。

③肩关节半脱位。

④肩手综合征。

⑤骨折、肺炎等。

⑥下肢深静脉血栓。

⑦泌尿系统感染等。

二、康复训练的时间选择、目标和效果

偏瘫老人的康复训练，其时间选择、目标和效果都是根据不同时期的患病情况来定的，具体见表5-1。

表 5-1 康复训练的时间选择、目标和效果

序号	时期	时 间	目 标 和 效 果
1	急性期	从发病开始直至一周。这个时期病情一般不是十分稳定，应以临床治疗为主，康复训练为辅。一旦病情稳定，就应该尽早开始康复训练	通过在医院的床边训练，达到调整患者心理状态、防治各种并发症、恢复床上的部分功能的效果
2	恢复期	发病后一周至6个月。在这个时期病情基本稳定，存在的各种障碍有可能不断改善，是康复训练的最佳时期	① 通过系统康复训练，最大限度地克服障碍，使功能得到最大程度的恢复，争取达到独立或基本独立的生活、工作和学习的效果。 ② 一般经过2~3个月的康复训练，瘫痪肢体的功能、说话的能力、日常生活的自理能力都会有不同程度的改善和提高。有了改善和提高之后，还要定期到社区康复指导站接受康复指导员的指导，并坚持康复训练
3	后遗症期	发病6个月后，可能留有各种不同程度的后遗症，如手脚活动不便、谈话不清楚、日常生活离不开家里人的帮助等	通过学习使用手杖、轮椅等辅助器具，尽可能克服瘫痪所造成的不良影响，争取最大限度地达到独立生活的效果

三、日常康复训练的类型

偏瘫老人的康复训练，有日常生活自理技能训练、听和说的训练、社区活动训练、站立与行走训练，具体见表5-2。

表 5-2 日常训练的类型

序号	类型	具 体 说 明
1	日常生活自理技能训练	使患者较好地完成穿衣、如厕、洗脸、刷牙、吃饭、喝水等日常基本生活动作，提高生活自理能力。而且，只要肢体有功能，就应该尽可能多地使用肢体。通过日常生活活动的训练，可以改善偏瘫侧的感觉和知觉，促进患肢潜在的运动功能早日恢复，同时可以改善患者的心理状态。训练内容：穿脱衣物、如厕、洗脸、洗澡、吃饭、做家务劳动等
2	听和说的训练	适用对象为有言语障碍或（和）失语症的偏瘫患者。目的是使患者运用口语、文字、手势、图示等方式来理解和表达思想，提高与他人沟通和交流的能力。训练内容：说名指物训练、出示实物说名称训练、数数训练、识字图卡训练、利用手势和表情进行训练等
3	社区活动训练	适用对象为有部分活动和交流能力、病情稳定的偏瘫患者。目的是促进活动和交流能力的提高、减轻患者心理障碍的程度。训练内容：让患者定期或不定期到社区康复站、老年活动站、温馨家园等社区人群较集中的地方，从事一些有益的活动。例如功能训练活动、有趣味的活动（打扑克、下象棋、讲故事等）
4	站立与行走训练	适用对象为偏瘫侧下肢有一定的运动功能，但站起来和行走有困难或姿势异常者。目的是使患者能从座位站起来，增加下肢肌力，并能站稳，改善平衡能力，纠正异常步态，提高步行能力，尽可能达到正常行走。训练内容：站起的训练、患侧下肢负重训练、训练患腿向前迈步、在侧方帮助患者行走、在后方帮助患者行走等

四、肩关节训练的操作步骤

放松肩关节肌肉，抖肩、送肩，外展上肢至90°，上举上肢至90°，上举上肢从肩关节打向对侧髋关节，摸向对侧肩关节。肩关节训练的操作步骤如图5-1所示。

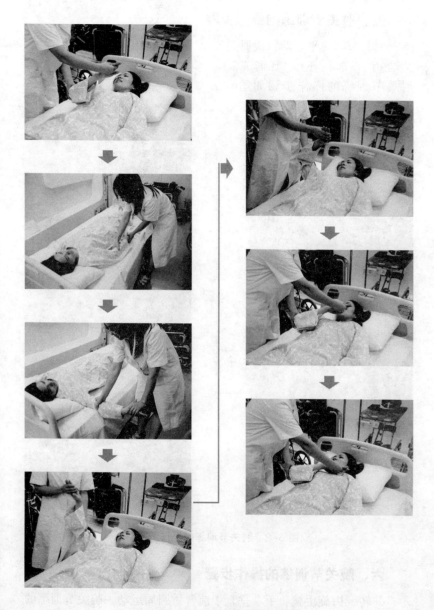

图 5-1 肩关节训练的操作步骤

五、肘关节训练的操作步骤

肘关节与肩平，前臂绕肘关节活动90°，掌心向上，屈肘关节。肘关节训练的操作步骤如图5-2所示。

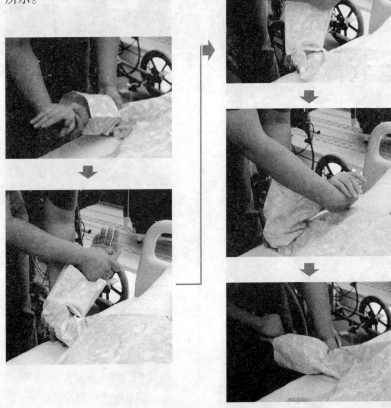

图 5-2　肘关节训练的操作步骤

六、腕关节训练的操作步骤

外转、内旋手腕，手掌垂直于前臂做圆周运动。腕关节训练的操作步骤如图5-3所示。

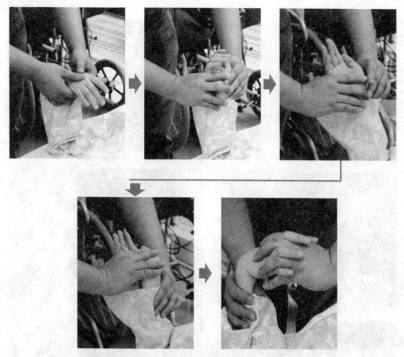

图 5-3 腕关节训练的操作步骤

七、指关节训练的操作步骤

首先四指一起屈、展，然后各个手指逐一屈、伸、拉，最后抖动，放松上肢。指关节训练的操作步骤如图5-4所示。

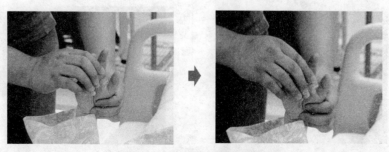

图 5-4 指关节训练的操作步骤

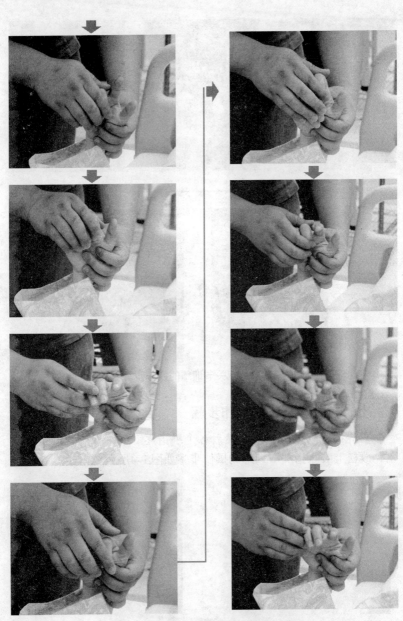

图 5-4 指关节训练的操作步骤（续）

八、髋关节训练的操作步骤

抬腿，揉髋、送髋，抖动、拍打下肢，膝关节弯曲，抬腿画圈，小范围活动髋关节。髋关节训练的操作步骤如图5-5所示。

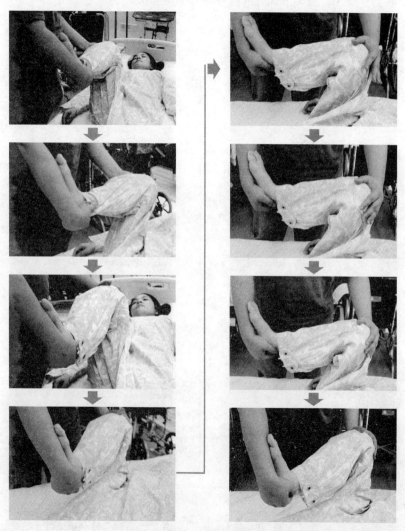

图5-5　髋关节训练的操作步骤

九、膝关节训练的操作步骤

膝关节弯曲、伸展，屈膝，足底着地沿直线伸开，足跟着地，越过另一条腿，足底着地、越过另一条腿，膝关节内扣、屈膝（内收、外旋）。膝关节训练的操作步骤如图5-6所示。

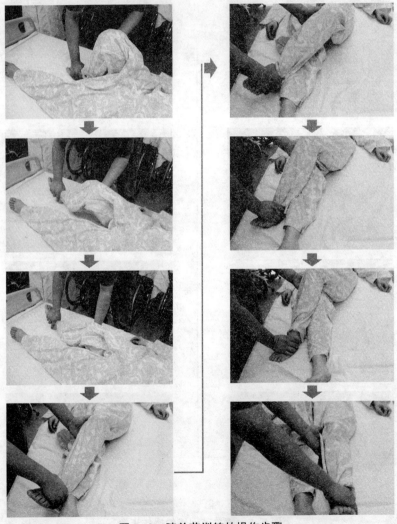

图 5-6　膝关节训练的操作步骤

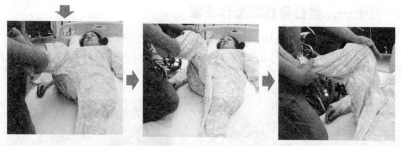

图 5-6 膝关节训练的操作步骤（续）

十、踝关节训练的操作步骤

膝关节全屈，足底着地，膝关节向足尖压去，下肢伸直，脚掌向身体方向压去。踝关节训练的操作步骤如图5-7所示。

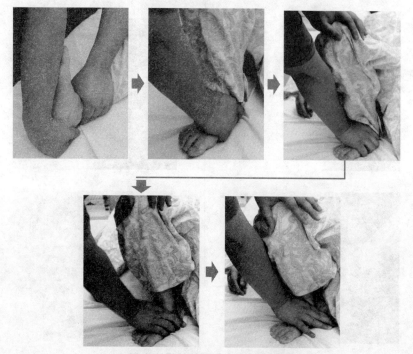

图 5-7 踝关节训练的操作步骤

十一、坐位训练的操作步骤

坐位训练主要是活动肩关节，肘关节平、靠、伸，患侧上肢、手指伸直，支撑身体，锻炼上肢力量。坐位训练的操作步骤如图5-8所示。

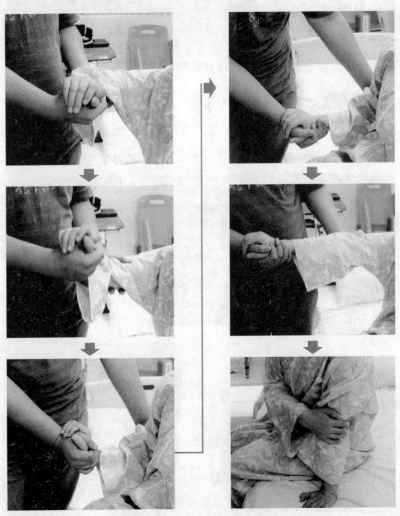

图 5-8　坐位训练的操作步骤

十二、言语功能障碍康复训练的方法

①失语症患者可先进行听力理解训练和阅读理解训练，然后逐渐进行语言表达训练和书写训练。

②构音障碍患者可先进行松弛训练和呼吸训练，然后进行发音训练、发音器官运动训练和语音训练等。

十三、摄食和吞咽功能障碍康复的方法

1.摄食训练

偏瘫患者摄食训练主要包括体位、食物选择、喂食方法及喂食工具选择等。

2.呼吸肌训练

①呼吸训练。指导病人通过深吸气、憋气、咳嗽的方法训练。早期康复护理训练是呼吸系统功能恢复的重要环节，应帮助病人提高咳出能力和防止误咽。

②咳嗽训练。促使病人努力咳嗽，提高呼吸系统反应性，建立器官的各种防御反射。

3.颈部旋转训练

训练患者咽下时头部向麻痹侧旋转，这样能使咽腔麻痹侧变小，健侧食道口扩大，从而使食团无障碍地通过梨状窝。

4.防止误咽训练

防止误咽训练包括颈部的活动度训练和代偿方法。代偿方法包括口唇闭合训练、颊肌功能训练、舌肌运动训练、吞咽反射的强化、鼻咽喉闭锁不全训练、吞咽医疗操等。

第二节 活动和意外保护

一、老人运动注意事项

老人摔跤容易引起骨折，为了预防骨折，老人在运动时应注意以下几个要点。

①坚持适当的身体锻炼，晒太阳，增加维生素D，促进肠道对钙的吸收和利用，改善骨质疏松的状况，使骨骼健壮。

②多吃含蛋白质、钙、磷和维生素D比较丰富的食品，如低脂牛奶、瘦肉、虾皮、鱼、蔬菜等。必要时可服用钙片和含维生素D多的鱼肝油。

③平时不论在家或者出门都要处处小心，动作要慢，见车要躲，安全第一。

④体力明显下降的老人，手杖可以帮助身体保持平衡。

⑤患有严重心、脑血管病的老人，出门要有人陪伴、搀扶，以防晕厥跌倒。

二、老人在运动中容易出现的情况

老人在运动中容易出现的情况见表5-3。

表5-3 老人在运动中的容易出现的情况

序号	类 别	具 体 说 明
1	运动时头晕	多为低血糖，不要空腹运动，要糖在手边。有肝脏疾病的不宜过多运动，会因肝糖原储备不足，造成运动型低血糖
2	运动时头疼	心肌缺血或冠心病发作，不宜剧烈运动
3	运动中腹痛	体内惯性作用，脏器发生扭转或痉挛。要放慢运动，减少运动量
4	锻炼后肌肉酸痛	肌肉中的肌糖原分解，产生热能和乳酸，乳酸堆积刺激化学感受器出现肌肉酸痛。坚持锻炼、热敷或洗一个热水澡、擦松节油可缓解

续表 5-3

序号	类别	具　体　说　明
5	锻炼后无力	老人运动后出汗、四肢无力，血压降低，钠、钾丢失。要喝淡盐水、饮料

三、老人跌倒的预防与处理

1.老人跌倒的常见原因

老人跌倒的常见原因见表5-4。

表 5-4　老人跌倒的常见原因

序号	原因	具　体　说　明
1	诱发老人跌倒的自身因素	人体姿势稳定性有赖于感觉器官、中枢神经系统及骨骼肌肉功能的协调一致。扰乱这一功能系统的任一因素，均能破坏机体的内在稳定性，成为诱发跌倒的内在因素。 ①导致晕厥的老年疾病。影响脑血流灌注及氧供应的心血管疾病，如血压过高、糖尿病患者低血糖、症状性低血压、心房纤颤、心律失常等，均可导致头晕、体力不支而跌倒。 ②骨骼关节、肌肉疾病。老人由于髋、膝、踝关节活动障碍、肌无力而跌倒。 ③药物副作用。很多药物可以影响神志、精神、视觉、步态、平衡、血压等，服用这些药物后可增加跌倒的发生率，包括镇静催眠药、抗焦虑抑郁药、降压与利尿药等。 ④听觉、视觉、平衡功能障碍。患有脑血栓、帕金森病、小脑功能不全的老人平衡功能较差，容易跌倒
2	诱发老人跌倒的环境因素	对于老人来说，由于步态不稳及平衡功能较差，许多习以为常的环境因素都可以导致跌倒。如光滑的地面、松脱的地毯、过道障碍物等均可能使老人站立不稳而跌倒。过强或过暗的灯光、浴室或楼梯缺少扶手、家具摆放不当等也是造成老人跌倒的潜在危险因素

2.预防老人跌倒的措施

预防老人跌倒的措施见表5-5。

表 5-5 预防老人跌倒的措施

序号	措施	具体说明
1	建立适合老人特点的生活环境	①老人居室应布局合理、安全。入室有充足的照明，避免灯光直射，最好有夜灯且电源开关容易触及。 ②地面应平坦，保持干燥。 ③物品应摆放有序，通道无障碍物，沙发勿过度软松、凹陷，座椅应较高，使之容易站起。 ④衣服应轻便合身，裤子不宜过长，以免绊倒。外出不宜穿拖鞋，鞋子大小要适宜，鞋底应防滑。 ⑤老人在下蹲、坐位或卧位起床直立或准备行走之前，动作应该缓慢，先站稳适应一下再起步行走，以免发生体位性低血压而摔倒
2	预防因生理因素所导致的跌倒	①对于高危人群，日常活动如起床、散步、如厕及洗澡等应随时有人照顾，以防跌倒。 ②视力、听力差的老人外出一定要有人陪同，有视网膜疾病或白内障要及时治疗，眼镜度数一定要合适，冬天勿使围巾遮盖眼、耳，避免平衡失调引起跌倒危险的增加。加强平衡训练可减少跌倒的发生概率。 ③对骨质疏松的老人，适量服用维生素D_3可增加肌力，增加躯体的稳定性，防止跌倒
3	正确、合理的用药	①正确指导老人用药，对于服用镇静剂、安眠药的老人，劝其未完全清醒时不要下床活动。 ②服用降糖、降压、利尿药的老人，应遵医嘱服药，切勿乱用药，并注意用药后的反应。 ③对于大量吸烟和酗酒的老人，多做健康知识宣传，避免因吸烟和饮酒过量引起不适而跌倒

3.老人跌倒后的处理步骤

老人跌倒后的处理步骤如图5-9所示。

步骤一

老人跌倒后不要急着扶。由于老人多骨质疏松，跌倒后很容易出现骨折。当老人摔倒后出现局部疼痛和肢体活动障碍时，有可能已经发生骨折，如果被匆忙扶起可能会加重损伤，导致骨骼错位，若是伤到脊柱，甚至可能会损及脊髓。所以，一旦老人摔倒，且怀疑有骨折时，要就地保暖、止痛，防止休克。如出血要马上止血，并用纱布、绷带包起来，就地固定。如果怀疑脊柱骨折，或感觉问题比较严重，应帮助老人保持身体不动，就地等待急救车到来

步骤二

确认老人是否昏迷。若能确认老人没有骨折，还要观察老人是否昏迷。若意识清醒且没有身体不适的，一般问题不大，稍事休息后就可扶起来。如老人表示心口疼，且本来就有冠心病等心脏问题的，可能是出现了心绞痛，要立刻协助老人含服硝酸甘油等急救药物，待症状缓解后再扶起。

如果老人已昏迷，怎么叫都不醒，应立即拨打"120"请求急救，同时可找社区医生前来帮忙。在等待救护车的这段时间内，护理员或家人需将老人在原地缓缓放平至仰卧位，千万不可搬动，更不能抱住病人又摇又喊，试图唤醒病人。然后解开领口，将头部转向一侧，并保持呼吸道通畅，防止呕吐物反流入呼吸道引起窒息。必要时，可以给老人吸点氧，通常会起到一些作用

步骤三

跌倒后皮肤有青肿瘀伤、肿块的处理。
①瘀伤。先清洗局部，用碘酒、酒精消毒后，冷敷即可。
②小血肿。将浴巾或纱布浸入冷水或包上冰块，敷在伤处，以使血管收缩，减少出血。根据血肿大小，一般经1~3周瘀血即可吸收。
③如果血肿面积很大或是撞击后失去知觉，应立即到医院看急诊。如果不去医院，也要在随后的48小时内保持警惕。如果头部被撞击，应注意观察有无呕吐、昏睡现象，走路是否平稳，如有这些症状，则提示可能是脑部受伤，应尽快去医院检查治疗

步骤四

挫伤和扭伤的处理。
①先用冰块冷敷伤处15分钟，以避免水肿。
②尽快到医院就诊。根据扭伤程度的不同，处理各异，轻的缠弹力绷带，重的需要夹板和石膏固定，这种情况下，关节可能在1~6个星期内不能转动

图5-9　老人跌倒后的处理步骤

| 步骤五 | 骨折的处理。最常见的有手腕部和股骨颈骨折，应保护及固定骨折处，然后去医院诊治 |

图5-9 老人跌倒后的处理步骤（续）

四、烧伤及烫伤的预防与处理

1.烧伤及烫伤的预防

①使用液化气、煤气及与电有关的用具时，应安装报警器或定时钟，随时提醒老人。

②使用热水袋时，注意用毛巾或布包裹后再使用。

③避免端滚油、开水、热汤等。

④不可在床上吸烟，使用蚊香时应特别小心，点着的蚊香不要靠近窗帘、床单、纸张等易燃物。

⑤使用电暖器取暖时，应放在离脚较远的地方，避免烧伤或烫伤。

2.烧伤或烫伤的急救步骤

烧伤或烫伤的急救步骤如图5-10所示。

步骤一	着火后要立即灭火，脱去着火的衣服。烫伤后要立即降温并迅速脱下衣服
步骤二	用冷水或冰水浸泡或冲淋患处，持续到不感觉痛为止，这样可以减少皮肤的损伤
步骤三	除去受伤部位的饰物及衣服，包括戒指、手链、手镯、鞋等，因为受伤部位会因受热而膨胀
步骤四	如果皮肤出现水泡，且容易碰破的话，可用经过消毒的针将水泡刺穿，挤放出液体
步骤五	如果皮肤上的水泡已破或已剥脱，则要清洗伤口，然后用消毒纱布包扎好，并要每天更换敷料

图5-10 烧伤或烫伤的急救步骤

步骤六	如果是不能包扎的部位，可采用暴露法，用消毒纱布将渗出液拭干，关键是要使创面保持干燥，减少病原菌生长的机会。这样持续一星期左右，受伤较浅表面能自行愈合
步骤七	如果烧伤或烫伤的深度为Ⅰ度或Ⅱ度，受伤面也不大，也可用牙膏迅速涂抹在受伤部位，红肿会逐渐消失，水泡也不会发生。牙膏中除了洁齿的原料外还有薄荷油、甘油和酒精等物，所以能治疗轻微的烧伤或烫伤

图 5-10　烧伤或烫伤的急救步骤（续）

五、老人擦伤、刺伤、割伤等的预防与处理

1.老人擦伤、刺伤、割伤等的预防

①尖锐物件如刀、针等应放置于安全处，生锈及破损的器皿应及时更新。

②使用刀、剪等锐器时，光线要充足，并佩戴合适的眼镜。

③切菜、切肉时要小心手指，以防被刀割伤。

2.老人擦伤、刺伤、割伤等的处理步骤

①擦伤的处理步骤如图5-11所示。

步骤一	立即用酒精、肥皂水或清水将伤口上的泥土清洗干净
步骤二	出血较多时，用棉球或纱布（干净的手帕或卫生纸也可）压在伤口处数分钟，待不出血时将紫药水涂于伤口处
步骤三	一般不深的伤口无须包扎，伤口暴露更有利于伤口愈合。泥土清洗干净后，伤口处暂时不要沾水，待过几小时或第二天会发现有清亮的液体渗出，可用理疗灯或台灯对着伤口烤10分钟左右，3～5天就可愈合
步骤四	如果伤口过深，应及时到医院就诊

图 5-11　擦伤的处理步骤

②刺伤的处理步骤。被刺伤后，不要一味关心伤口大小和出血

多少，重要的是判断有无断刺残留在伤口里。其处理步骤如图5-12所示。

步骤一	如果有刺，首先要设法拔出。可以用酒精在伤口周围消毒，并用经过火烧或酒精消毒的镊子设法将刺完整拔出
步骤二	如果刺外露部分很短，镊子无法夹住，则用消毒过的针挑开伤口外皮，适当扩大伤口面，让刺尽量外露，夹住轻轻向外拔出。再用碘酒在伤口周围消毒后，贴上创可贴
步骤三	确认没刺时，可轻挤伤口，挤出瘀血，减少伤口再次感染的机会。然后用碘酒在伤口周围消毒后，贴上创可贴

图 5-12　刺伤的处理步骤

③割伤的处理步骤。被水果刀、菜刀等利器割伤引起大量出血时，不必过于惊慌。其处理步骤如图5-13所示。

步骤一	如果割器不干净，用清洁的水冲洗伤口，裹上纱布
步骤二	如果血液依旧慢慢渗出，应把纱布稍微包厚一点，并在伤处扎紧绷带。把手抬到比心脏高的位置，以利于止血
步骤三	若是血液喷涌而出，可在离心脏端近的手指两侧压住血管，也可用橡皮管或绳带绑住手指根部的血管。谨记，长时间扎得过紧会使手指缺血，甚至坏死，所以每隔20~40分钟应松开一次
步骤四	对较深、较大的伤口，必须去医院诊治，如对伤口进行缝合，8~10天后即可拆线

图 5-13　割伤的处理步骤

④剪伤的处理步骤。指甲剪得太"秃"，指甲缝可能破裂出血。可用蜂蜜兑一半温开水搅匀，每天抹几次。其处理步骤如图5-14所示。

| 步骤一 | 如果是甲床下出血，血液没法流出，甲床根部隆起，疼痛难忍不能入睡。可在近指甲根部用烧红的缝衣针扎一小孔，将积血排出，消毒后加压包扎 |
| 步骤二 | 有指甲破裂出血史的人，日常饮食中多吃含维生素A多的食物，如白菜、萝卜、韭菜、猪肝，以增加皮肤和指甲的弹性 |

图 5-14 剪伤的处理步骤

六、老人突然晕倒的预防与处理

1.老人突然晕倒的预防

突然晕倒，是由于各种原因使大脑处于一时性缺血而突然发生的。其预防措施有以下几点。

①早睡早起，适当锻炼，如快走等。

②一定要吃早餐，吃饭清淡为宜，不要油腻辛辣。

③脑供血不足者饮食上要远"三白"（糖、盐、猪油），近"三黑"（黑芝麻、蘑菇、黑米）。从营养价值看，"四条腿（猪、牛、羊）不如两条腿（鸡、鸭），两条腿不如一条腿（蘑菇），一条腿不如没有腿（鱼）"。所以要经常吃海带、河鱼，以降低脑细胞死亡速度。

④厕所和浴室地板上敷盖防滑材料，卧室铺地毯，室外活动宜在草地或土地上进行，避免站立过久。

⑤患有颈椎病、高血压、糖尿病、心脑血管病的老人，尽量不要单独外出，上街购物须有人陪同。一定要随身携带药品，稍有不适立即服药，并及时拨打"120"求助。

⑥老人在外出前先量量血压，做好各种准备，避免发生意外。患有呼吸道疾病的老人外出时也应做好相应的防护措施。

2.老人突然晕倒的应急处理步骤

老人突然晕倒的应急处理步骤如图5-15所示。

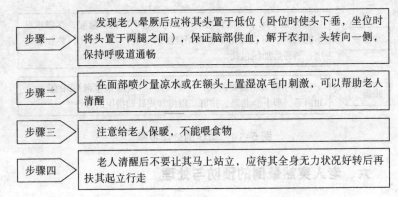

图 5-15 老人突然晕倒的应急处理步骤

七、洗澡时晕厥的预防与处理

1.洗澡时为什么会晕倒

老人体力较弱，洗澡时水温过高，体内热量不易散发，易造成毛细血管扩张而引起大脑缺血，发生头晕，甚至晕倒。紧闭的浴室里雾气腾腾，属于低氧环境，年老体弱的人对低氧环境特别敏感。此外，由于浴室里室温较高，如果长时间浸泡在热水里，也容易引起四肢及身体表面的血管扩张，使血液较多流向四肢而造成脑部一时性缺血和低血压倾向，使人感到呼吸急促、心跳加快、胸闷难受、眼前发黑，终因体力不支而晕倒。

2.预防措施

①不要在饥饿时洗澡。

②要掌握好浴室的温度和洗澡水温。

③洗澡时间不宜过长。

④有冠心病、高血压、血脂异常症、糖尿病、颈椎病的老人，洗浴时最好有专人陪护。

⑤洗浴完毕，老人起身动作不能过快、过猛，一定要适当休息后再缓慢起身，以免晕倒。

⑥叮嘱老人洗澡时不要吸烟，洗完之后应尽快离开浴室。

3.老人洗澡时晕倒的急救步骤

老人洗澡时晕倒的急救步骤如图5-16所示。

步骤一　如只是出现心慌、头晕、四肢乏力等现象，不必惊慌，只要立即帮助老人离开浴室，躺下（注意不要扶着老人走，因为这时老人处于低血压状态，站立后会使脑缺血进一步加剧），放松休息，喝一杯热水，慢慢就会恢复正常

步骤二　如果症状较重，老人已失去知觉，应立即将其平抬出浴室，以脱离低氧环境。出浴室后应让老人保持平卧，最好不垫枕头，用书、衣服等把腿垫高，使腿与地面约成20°角，让心脏血液集中供给头部。待老人感觉稍微好一点后，喂些热糖水或热茶，把窗户打开通风，用冷毛巾擦身体，从颜面擦到脚趾，然后穿上衣服，头向窗口，身体就会逐渐得到恢复

步骤三　如处理后老人晕厥症状不见好转，则应考虑是否发生脑溢血、心肌梗死等其他异常，需立即拨打"120"，请急救医生到现场抢救

图 5-16　老人洗澡时晕倒的急救步骤

专家提示

养老护理员要注意提醒老人洗澡时，浴室的门不要锁死，虚掩即可，以便万一老人晕倒，可及时将老人抱出。同时，要留意独自洗澡的老人，在其洗澡的过程中注意呼叫、询问老人的情况，若老人长时间不答话，则要进浴室去看看。

第六章 搬动老人及安全护理

》

☞ 老人卧位护理

☞ 协助老人移动身体

☞ 老人坐轮椅护理

第一节　老人卧位护理

一、卧位的认知

1.什么是卧位

卧位是老人卧床的姿势，具体是指老人在休息、治疗、检查时采取的姿势和体位。合适的卧位可以使老人舒适，维持关节正常的功能，促进体位引流，便于检查和治疗，改善症状，预防发生褥疮。

2.卧位的类别

卧位主要包括主动卧位、被动卧位和被迫卧位，具体见表6-1。

表 6-1　卧位的类别

序号	类别	具　体　说　明
1	主动卧位	主动卧位是指老人在床上自己采取的最舒适的卧位
2	被动卧位	被动卧位是指自身无力变换卧位者，如意识丧失或极度衰弱的老人，必须由养老护理员帮助其更换卧位
3	被迫卧位	被迫卧位是指老人自身有能力变换卧位，但因病被迫采取的卧位。如急性左心衰时取端坐卧位

3.卧位的种类及适用范围

卧位的种类及适用范围见表6-2。

表 6-2　卧位的种类及适用范围

序号	种　类		卧　位　姿　势	适　用　范　围
1	仰卧位	去枕仰卧位	老人去枕仰卧，两臂放于身体两侧，双腿伸直，将枕头横立置于床头	适用于昏迷或全麻未清醒老人，可防止呕吐物流入气管而引起窒息及吸入性肺炎等并发症。用于脊椎麻醉或脊髓腔穿刺后的老人，可预防脑压降低引起的头痛

续表 6-2

序号	种 类		卧 位 姿 势	适 用 范 围
1	仰卧位	中凹卧位	抬高头胸部10°~20°，抬高下肢20°~30°	适用于休克老人。抬高头胸部有利于呼吸，抬高下肢有利于静脉血回流
		屈膝仰卧位	老人采取自然仰卧，头下垫一枕头，两臂放在身体两侧，双腿屈曲，使腹肌放松	适用于腹部检查或接受导尿、会阴部冲洗等
2	侧卧位		老人侧卧，两臂屈肘，一手放于胸前，一手放于枕旁，下腿稍伸直，上腿弯曲。必要时两膝之间、背后、胸腹前可放置一软枕	适用于灌肠、肛门检查。侧卧位与平卧位交替可预防褥疮
3	半坐卧位		①老人躺在床上，以髋关节为轴心，先摇起床头支架使上半身抬高与床水平位成40°~50°（自动床、半自动床或手摇床），再摇起膝下支架。②放平时，先摇平膝下支架，再摇平床头支架。③若无摇床可在床头垫褥下放一靠背架，将老人上半身抬高，下肢屈膝，用床单包裹膝盖，并在膝下将两端带子固定于床两侧，以免老人下滑。放平时应先放平下肢，再放平床头	①心肺疾患所引起的呼吸困难的老人。由于重力作用，部分血液滞留在下肢和盆腔脏器内，可使静脉回流量减小，从而减轻肺部瘀血和心脏负担。半坐卧位可使膈肌位置下降，有利于呼吸肌的活动，能增加肺活量，有利于气体交换，改善呼吸困难。②腹腔、盆腔手术后或有炎症的老人。采取半坐卧位，可使腹腔渗出物流入盆腔，促使感染局限化。因盆腔腹膜抗感染性能较强而吸收性能较差，故采用半坐卧位可减少炎症的扩散和毒素的吸收，减轻中毒反应，同时又可防止感染向上蔓延引起膈下脓肿。③腹部手术后老人。采取半坐卧位能减轻腹部伤口缝合处的张力，避免疼痛，有利于伤口愈合

续表 6-2

序号	种类	卧位姿势	适用范围
4	端坐位	老人坐在床上，身体稍向前倾，床上放一小桌，桌上垫软枕，老人可伏桌休息，并用床头支架或靠背架抬高床头，使老人的背部也能向后依靠	适用于心力衰竭、心包积液、支气管哮喘发作时的老人。因为老人呼吸极度困难，被迫日夜端坐
5	俯卧位	老人俯卧，头转向一侧，两臂屈曲，放于头的两侧，两腿伸直，胸下、髋部及踝部各放一软枕	适用于腰背部检查及某些手术后胃肠胀气导致腹痛的老人
6	头低脚高位	老人仰卧，头偏向一侧，将枕头横立于床头，以防碰伤头部，床尾用木墩或其他支托物垫高15～30厘米。床可以自动调节时，只需调到相应高度	适用于肺部分泌物引流，使痰容易咳出；十二指肠引流，有利于胆汁引流；下肢骨折牵引，利用人体重力作为反牵引力
7	头高脚低位	老人仰卧，床头用木墩或其他支托物垫高15～30厘米或视病情而定	适用于减轻颅内压，或做颅骨牵引时作为反牵引力
8	膝胸卧	老人跪姿，两小腿平放于床上，大腿与床面垂直，两腿稍分开，胸及膝部紧贴床面，腹部悬空，臀部抬起，头转向一侧，两臂屈放于头的两侧	适用于肛门、直肠、乙状镜检查及治疗

二、由仰卧位向侧卧位变换的操作步骤

养老护理员在为老人由仰卧位向侧卧位变换时，可按图6-1所示的操作步骤进行。

步骤一	首先要准备好卷好的被子或毛毯、枕头、软靠垫等
步骤二	养老护理员站在床边，在变换体位前先向老人进行说明，千万不能在老人不知情的情况下变换体位
步骤三	先将老人身体平行移到靠近养老护理员一侧
步骤四	将老人双手交叉置于其腹部，把一侧的腿放在另一侧的腿上。如有偏瘫，尽量用其健康的手臂抱住偏瘫侧的手臂置于胸部，把偏瘫侧的腿放在健康的腿上
步骤五	把卷好的被子或毛毯垫在老人的背后，把靠垫分别垫在老人的身体受压部位，两腿之间则夹上枕头或靠垫，以保持体位的稳定与舒适
步骤六	整理床铺

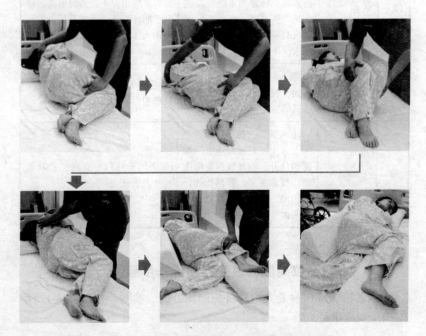

图 6-1　由仰卧位向侧卧位变换的操作步骤

三、回到原来仰卧位的操作步骤

当老人需要回到原来仰卧位的时候，养老护理员可按图6-2所示的操作步骤进行。

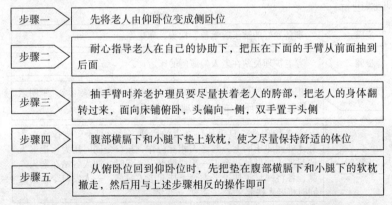

图 6-2　回到原来仰卧位的操作步骤

四、老人自己能抬起上半身的卧位变换的操作步骤

在变换卧位之前，需要准备软枕，在变换体位前先向老人说明情况（不能在老人不知情的情况下变换体位），具体操作步骤如图6-3所示。

步骤一　先将老人由仰卧位变成侧卧位

步骤二　耐心指导老人在自己的协助下，把压在下面的手臂从前面抽到后面

步骤三　抽手臂时养老护理员要尽量扶着老人的胯部，把老人的身体翻转过来，面向床铺俯卧，头偏向一侧，双手置于头侧

步骤四　腹部横膈下和小腿下垫上软枕，使之尽量保持舒适的体位

步骤五　从俯卧位回到仰卧位时，先把垫在腹部横膈下和小腿下的软枕撤走，然后用与上述步骤相反的操作即可

图 6-3　老人自己能抬起上半身的卧位变换的操作步骤

五、老人自己不能抬起上半身的卧位变换的操作步骤

老人自己不能抬起上半身的卧位变换，养老护理员可按图6-4所示的操作步骤进行。

步骤一	先将老人由仰卧位变成侧卧位
步骤二	撤下枕头,嘱咐老人把健侧的手臂举起来,头枕着手臂,麻痹侧的手臂平放在外侧
步骤三	养老护理员站在老人的身后,双手分别放在老人的胯部和肩部,慢慢地把老人的身体推翻过去
步骤四	给老人枕上枕头,腹部横膈下和小腿下垫上软枕,使之尽量保持舒适的体位
步骤五	从俯卧位回到仰卧位时,先把枕头和垫在腹部横膈下、小腿下的软枕撤走,然后用与上述步骤相反的操作即可

图 6-4 老人自己不能抬起上半身的卧位变换的操作步骤

六、由仰卧位向起坐位变换的操作步骤

起坐位是指将老人的上半身扶起来,让其靠床头坐起或用床上支架支起后背,坐在床上的姿势。养老护理员可按图6-5所示的操作步骤进行。

步骤一	准备卷好的被子或毛毯、枕头、靠垫等
步骤二	养老护理员站在老人偏瘫侧的床边
步骤三	把老人偏瘫侧的手臂放在腹部,养老护理员稍微弯腰,嘱咐老人用健康的手环抱住养老护理员的脖子
步骤四	养老护理员一只手扶住老人的肩部,另一只手臂支撑在老人身体外侧的床面上,与老人相互协作,按口令同时用力,把老人扶起来(如果是两个人一起协助老人坐起时,两人各站在老人一侧,各将一只手伸进老人腋下扶起老人肩部,一人发口令,两人同时将老人扶起来)
步骤五	扶老人起来后,把靠垫或卷好的毛毯及被子垫在老人的背部或披在老人的肩膀上,防止着凉
步骤六	回到原来的仰卧体位时要先撤下垫在后背及腿下面的垫子,然后按照步骤三、步骤四所述的方法还原就可以了

图 6-5 由仰卧位向起坐位变换的操作步骤

╭─────○ **专家提示** ○─────────────────╮
│
│　　长时间卧床的老人要坐起时会感到不安,有时还会出现眩晕、
│恶心等症状。因此,养老护理员在帮老人坐起时,动作不要太快,
│要慢慢地将其扶起来。
│
╰──────────────────────────────────╯

七、由仰卧位向端坐位变换的操作步骤

端坐位是指坐在床边,两腿自然分开,脚着地,把健康的手放在床上支撑上半身的姿势。只要老人能够端坐起来,离站立就不远了。养老护理员可按图6-6所示的操作步骤进行。

步骤一	把老人扶起来(扶起的动作与上述的由仰卧位向起坐位时变换的动作相同)
步骤二	养老护理员用一只手扶住老人的后背,另一只手抬起老人的双腿,使老人的身体变成V字形
步骤三	以老人的臀部作为支点,把老人的身体轻轻地旋转约90°
步骤四	旋转后把老人的腿放下来,养老护理员用自己的双腿夹住老人的双腿,把老人健康的手放在床上支撑着上半身坐起来
步骤五	把老人的双腿稍微分开,帮老人穿好鞋子
步骤六	由端坐位回到仰卧位时,用与上述步骤相反的操作即可

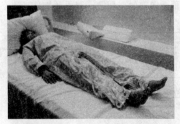 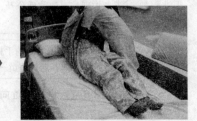

图 6-6　由仰卧位向端坐位变换的操作步骤

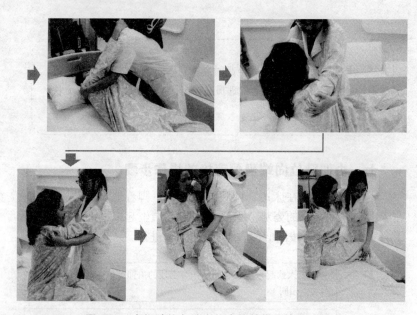

图 6-6 由仰卧位向端坐位变换的操作步骤（续）

八、由端坐位向站立位变换的操作步骤

由端坐位向站立位变换其实就是把老人从床上抱起，使其双脚着地站好。养老护理员可按图6-7所示的操作步骤进行

步骤一	如果床上放有小桌，要先将小桌移开，然后将床头放平，告知老人要帮助其站立
步骤二	养老护理员与老人相对面站，一条腿插到老人的双腿之间，养老护理员双腿前后分开，上身稍微向前倾，屈膝，双手环抱住老人的腰部
步骤三	嘱咐老人用健侧的手抱住养老护理员的颈部，用健侧的腿支撑着身体，同养老护理员一起用力站起来

图 6-7 由端坐位向站立位变换的操作步骤

第二节 协助老人移动身体

一、协助老人移动身体的要点

①遵循节力、安全的原则。

②告知患者，做好准备。移动前要评估患者的病情、肢体活动能力、年龄、体重，有无约束、伤口、引流管、骨折和牵引等。

③固定床脚刹车，妥善处置各种管路。

④注意患者安全，避免拖拉，保护局部皮肤。

⑤护理过程中，密切观察病情变化，有异常情况及时通知医生。

二、协助老人移至床头的操作步骤

老人在床上呈半卧位时，容易向下滑到床尾，养老护理员应协助其移向床头，调整姿势使其舒适。养老护理员可按图6-8所示的操作步骤进行。

步骤一	准备好物品，如小枕头、软枕，长圆枕或毛毯卷，数目根据需要而定。关闭门窗，避免对流风
步骤二	在床头竖立一枕头，以防老人向床头移动时头部碰伤
步骤三	将老人双手交叉放在其腹部，以免移动时老人双手晃动或牵拉引起意外
步骤四	让老人屈膝，双足抵住床垫。若老人神志不清，应在其双膝下放一小枕头，这样在移动时可以省力气
步骤五	养老护理员一只手伸入老人腰下，另一只手绕过老人用双手环抱住老人，将其移向床边
步骤六	用双手移动老人的两腿到床边

图6-8 协助老人移至床头的操作步骤

步骤七	将老人头部的枕头放回原位
步骤八	将枕头自老人头部下移至肩下与上背部处，抬高老人的上半身，这样有助于老人向床头移动
步骤九	养老护理员站在床的一侧，一只手拉枕头的上角，另一只手拉枕头的下角（成对角线），或站在床头，双手拉枕头的两侧，用枕头将老人移向床头方向
步骤十	移动后，将老人的头部枕头回归原位，去除颈下枕头，使老人更换为仰卧位

图 6-8　协助老人移至床头的操作步骤（续）

三、协助老人移至床边的操作步骤

将老人由床中央移至床的一侧，或由床的一边移至另一边，养老护理员可按图6-9所示的操作步骤进行。

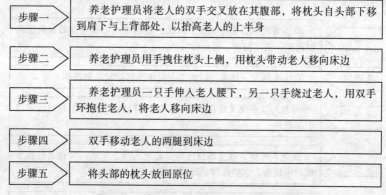

步骤一	养老护理员将老人的双手交叉放在其腹部，将枕头自头部下移到肩下与上背部处，以抬高老人的上半身
步骤二	养老护理员用手拽住枕头上侧，用枕头带动老人移向床边
步骤三	养老护理员一只手伸入老人腰下，另一只手绕过老人，用双手环抱住老人，将老人移向床边
步骤四	双手移动老人的两腿到床边
步骤五	将头部的枕头放回原位

图 6-9　协助老人移至床边的操作步骤

四、协助老人坐移床边的操作步骤

养老护理员需要协助老人坐移床边时，可按图6-10所示的操作步骤进行。

步骤一	将老人的床档打开放下

步骤二	先将老人移到床边

步骤三	养老护理员面向老人，两腿分开，双膝微屈，让老人双手环搭在其颈后，然后双手扶在老人双肩，用力将老人搬起。老人坐起后休息片刻，再将老人双腿移置床边，使其坐在床边

图 6-10　协助老人坐移床边的操作步骤

五、协助老人下床及行走的操作步骤

养老护理员协助老人下床时，可按图6-11所示的操作步骤进行。

步骤一	利用"协助老人坐移床边的方法"（图6-10）协助老人坐起来。如果老人没有任何不适，可进一步协助老人下床

步骤二	养老护理员面对坐在床边的老人，嘱咐老人用双手环抱住养老护理员的颈部，养老护理员分开两腿，双手臂抱住老人的腰部。如果老人体重较重，可用双手拉住老人的腰带，用力协助老人站起来。老人双脚落地后，养老护理员的双手移向老人腋下，扶老人站直

步骤三	老人站起来后，养老护理员将双腿分开，并用膝盖抵住老人的膝部，以防止病人膝部不自主地弯曲而跌倒

步骤四	老人想行走时，养老护理员要站在老人的健侧，让老人用健侧的手臂搂住养老护理员的肩部，握住养老护理员的手，养老护理员则用另一只手围住老人的腰部，再协助老人行走

图 6-11　协助老人下床及行走的操作步骤

第三节 老人坐轮椅护理

一、轮椅的正确乘坐方法

轮椅是为老人带来方便的，切不可因为乘坐方法的不正确而给老人再造成任何伤害。正确地乘坐轮椅是保障老人安全的最好方法。养老护理员应懂得如何让老人正确乘坐轮椅。

1.臀部是否能贴近轮椅的椅背

如果臀部无法贴近椅背，会出现下背部弯曲及滑出轮椅的问题。因此，根据个人情况，配合使用后凹式坐垫，让下背部及臀部完全服帖整个椅背。另外，可考虑用以下方法加以改善：绑腿带固定大腿，系腰部安全带固定骨盆，调整座位的角度，调整椅背的角度（0~15°）。

2.骨盆是否平衡

骨盆侧倾是造成身体歪斜变形的重要因素，因此，应检查轮椅坐垫布是否松弛造成倾斜，及骨盆的两侧是否平衡，以降低身体倾斜、变形的概率。

3.腿部的摆位是否正确

腿部摆位会影响坐骨结节压力。在察看老人坐姿时应考虑是否因脚踏板太高，而导致老人腿部摆位不正确。若是，应调整脚踏板高度，使大腿平放于坐垫上，平均腿部压力，有助于正确地摆位。

4.轮椅车椅背的角度是否舒适

适当地倾斜角度（0~15°）可增加坐姿的平稳度和舒适感，帮助全身分散重力并防止脊椎侧弯。角度的调整有两点建议。

①使用可调整的背垫，或可躺式轮椅来调整。

②调整背垫的高度及腰垫的支撑。

5.躯干是否挺直

上半身的躯干如果无法保持挺直，则必须使用两侧支撑，以辅助身体的摆位，避免发生脊椎变形的情形。可使用防止脊椎变形背垫，配合两侧支撑或使用倾斜、斜躺两者混合的特殊轮椅。如果上半身的躯干有向前弯曲呈驼背的情形，则使用双十字胸部带或H形固定带加以固定。

6.头部是否需要头靠枕

对头部无法正常摆位的老人，应视老人的情形做适当的处置。缺乏支撑力的，可使用一般的头靠枕，由头部后方给予适当的支撑；头倾向单侧的除由后方给予支撑之外，应在倾斜侧加上辅助垫；垂头向前的，除由后方给予支撑之外，可加上一条可动式前额带于头靠枕上，不仅可使头抬起，而且在前额带后方有一组滑轮的设计，老人可以左、右转动头部，改善视野范围与角度。

二、轮椅的打开与收起操作步骤

1.普通轮椅打开的操作步骤

打开普通轮椅，养老护理员可按图6-12所示的操作步骤进行。

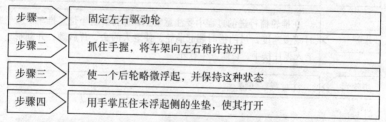

步骤一	固定左右驱动轮
步骤二	抓住手握，将车架向左右稍许拉开
步骤三	使一个后轮略微浮起，并保持这种状态
步骤四	用手掌压住未浮起侧的坐垫，使其打开

图6-12　普通轮椅打开的操作步骤

2.普通轮椅收起的操作步骤

收起普通轮椅，养老护理员可按图6-13所示的操作步骤进行。

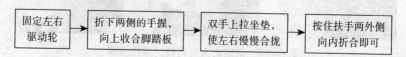

固定左右驱动轮	折下两侧的手握，向上收合脚踏板	双手上拉坐垫，使左右慢慢合拢	按住扶手两外侧向内折合即可

图6-13　普通轮椅收起的操作步骤

·◎· 专家提示 ·◎·

收起轮椅时，请不要手握扶手，会有夹手的危险。

三、帮助老人坐轮椅的操作步骤

养老护理员帮助老人坐轮椅时，可按图6-14所示的操作步骤进行。

步骤一	将轮椅推至床旁，椅背和床尾平齐，面向床头
步骤二	扶老人坐起，披上外衣，穿鞋，下地
步骤三	拉起两侧扶手旁的车闸，以固定轮椅。无车闸时，养老护理员可站在轮椅后面固定轮椅，让老人扶着轮椅的扶手，尽量靠后坐，勿向前倾身或自行下车，以免跌倒
步骤四	翻转踏脚板，供老人踏脚
步骤五	在推轮椅行进的过程中要注意安全，保持舒适坐位。推车下坡时减慢速度，过门槛时翘起前轮，使老人的头、背后倾，并嘱咐老人抓住扶手，以防发生意外
步骤六	注意观察病情

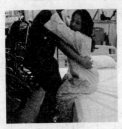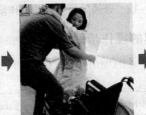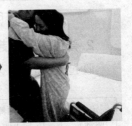

图6-14 帮助老人坐轮椅的操作步骤

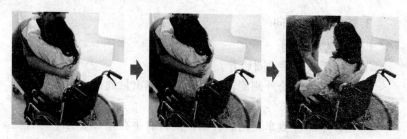

图6-14　帮助老人坐轮椅的操作步骤（续）

四、保护老人自己操作轮椅

1.平地操纵轮椅

①向前推。坐好后，将制动器松开，眼看前方，双手向后伸，稍屈肘，双手紧握手动圈的后半部分。向前推动时，上身前倾，双上肢同时向前推，并伸直肘关节。当肘关节完全伸直后，放开手动圈，如此重复进行。

一侧肢体功能正常，另一侧功能障碍（如偏瘫）或一侧上下肢骨折的老人，可以利用健侧上下肢同时操纵轮椅。方法如下：先将健侧脚踏板翻起，健足放在地上，健手握住手轮。推动时，健足在地上向前踏步，与健手配合，将轮椅向前移动。

②轮椅在平地上倒退。双臂在轮把之间绕过椅背，伸肘置双手于手动圈上。然后倾身向后，压低双肩，使手臂有足够的力气将车轮向后推动。对于不能将轮椅推上斜坡者，也可运用这一方法使轮椅倒着上斜坡。

2.斜坡上操作轮椅

①上斜坡。上斜坡时，保持上身前倾，重心前移，其他方法与平地推轮椅方法相同。如果上坡时轮椅后倾，很容易发生轮椅后翻，护理员应予保护。

②下斜坡。伸展头部和肩部，并用手制动。可将双手放在车轮前方进行制动。

3.转换轮椅方向

以转向左侧为例。

①将左手放在手动圈后方。

②左臂略向轮椅外侧旋转，从而将身体重量通过左手传递至车轮内侧。

③用左手将左侧车轮向后转动，同时右手在正常姿势下将右侧车轮转向前方。

五、护理员推轮椅

1.在平地上推轮椅

①护理员站在轮椅后，手握靠背后的两个把手，用力向前推。

②注意地面上细微的凹凸不平情况，尽量使轮椅保持平稳。

③看清要去的地方，在拐角处特别当心。

④若转弯太急，老人可能受到损伤或从轮椅上掉下来，所以应为老人系好安全带。

⑤不要推得过快，否则需要停车时难以停车。

⑥警惕湿滑地面，避免摔倒或失控。

2.斜坡上推轮椅

①上坡。要保持平稳推车的方法，蹬地的腿要平稳，慢用力，两臂保持屈位手持车推把，身体微前倾。切记两臂不得伸直，两腿不要大步前蹬，身体重心不能向前靠在两手上，这样可避免滑倒和蹬空。不要突然加速发力，要始终保持身体与车把手的正常姿态，与车同进。

②下坡。手臂弯曲，加力蹬腿，身体略后仰，双手控制车的前进速度，保持平稳行进。当遇有较大的坡度时（一般超过15°），应采用倒车下坡的技术，缓慢地倒退滑行，一定要控制车速，保证老人的安全。

③上阶梯或过障碍物。应倾斜轮椅背，先将前轮（小轮）放在阶梯或障碍物上，然后向前推动后面的大轮上阶梯或过障碍物。若

阶梯或障碍物太高，应请人协助。下阶梯或过障碍物时，倾斜轮椅背，以使大轮容易越过阶梯或障碍物。

3. 接近人群或转弯时的操作

当接近人群或需要转弯时，应给予提示并减速，左转时，左手轻拉住车把手，右手慢推，通过弧线调整方向，然后继续做行进动作。如右转时，动作相反。

4. 推轮椅的注意事项

①注意安全，进出门或遇到障碍物时，勿用轮椅撞门或障碍物（特别是老人、大部分都有骨质疏松症，易受伤）。

②推轮椅时，要叮嘱老人手扶着轮椅扶手，尽量靠后坐，勿向前倾或自行下车，以免跌倒，必要时加约束带。

③由于轮椅的前轮较小，在快速行进时如遇到小障碍物（如小石子、小沟等）易造成轮椅突停，而导致轮椅连同老人向前倾翻而伤害老人，护理员一定要小心，必要时可采用后拉的方式（因后轮较大，越障碍的能力较强）。

④推轮椅下坡时速度要慢，要叮嘱老人的头及背向后靠并抓紧扶手，以免发生意外。

⑤随时注意观察老人，老人如有下肢浮肿、溃疡或关节疼痛，可将脚踏板抬起，垫以软枕。

⑥天气寒冷时注意保暖，将毛毯直铺在轮椅上，要用毛毯围在老人颈部并用别针固定，还要围住两臂，用别针固定在腕部，再将上身围好。若脱鞋后要用毛毯将双下肢和两脚包裹。

⑦应经常检查轮椅，定时加润滑油。

六、轮椅转移技术

这里以偏瘫病人为例。

1. 从床上向轮椅转移

床铺高度要与轮椅座接近，床头应装一短扶手，轮椅带有制动器和拆卸式搁脚板。将轮椅放在病人的健侧，轮椅与床尾稍呈一定角度（30°～45°）。

①病人坐在床旁，先锁上轮椅的制动器。

②病人躯干向前倾斜，同时用健侧脚和手向下撑，移向床边。

③将健肢膝屈至90°以上，并把健侧脚移到患侧脚的稍后方，便于两足自由转动。

④抓住床扶手（如平衡不稳则抓住轮椅扶手的中部），病人的躯干向前移动，用健侧臂向前撑，使大部分体重转移到健侧小腿，达到站立体位。

⑤病人将手移到轮椅远侧扶手的中部，并移动两足，使自己呈准备坐下的体位。

⑥病人坐上轮椅以后调整自己的位置，松开制动器，后退轮椅离开床。

⑦将搁脚板归位，用健侧手将患腿提起，并把脚放在搁脚板上。

2. 从轮椅向病床转移

①轮椅朝向床头位置。

②锁上制动器后，用健侧手将患侧脚提起，然后将搁脚板翻向侧边。

③将躯干向前倾并向下撑，移到轮椅的前部，直至两足垂下，健足位于患足后。病人抓住轮椅扶手（或床扶手），躯体向前移，用健侧上、下移动支撑体重而达到立位。

④站立后把手移到床扶手上，并移动两足，使自己呈准备坐到床上去的体位，坐到床边后躺下。

3. 从轮椅到坐便器的转移

病人必须能自己穿脱衣服，坐便器最好高于地面50厘米并能升降，坐便器旁边的墙上应安装扶手。

①轮椅斜放，使病人的健侧接近坐便器。

②锁上制动器，然后双足离开搁脚板并把搁脚板翻至侧边。

③健侧手放在轮椅的扶手上，然后使身体前倾，并在轮椅内向前移动。

④用健侧腿支撑自己的大部分体重从轮椅内起立。起立的力量

主要来自于健侧腿。

　　⑤站立后，转动两足，直至站立在坐便器前面。然后将裤子退下并坐在坐便器上。

　　从坐便器上转移到轮椅上时，可按上述程序反过来进行。

4. 从轮椅向浴盆内转移

　　病人有足够的体力，并具有移到13～18厘米高的木椅上的能力，能转移到浴盆中去时使用此方法。用坚固的木椅两把，一把放在浴盆旁，一把放在浴盆内。浴盆内的木椅应当矮些，使浴盆内、外两把木椅与浴盆边的高度相同。矮木椅应装上橡皮垫，以防止椅子滑动。

　　①病人的健侧手放在椅座上，健肢脚踏在地板上，身躯移到木椅边，并向浴盆边移动。

　　②用健侧手提起患侧腿并使其进到浴盆中。

　　③用健侧手和腿支撑，手抓住墙壁上的扶手，使身体滑到浴盆内的椅子上，而进入浴盆内。

　　④最后把健侧移入浴盆内。

5. 从浴盆内向轮椅转移

　　①放干浴缸内的水。

　　②用健侧支撑，手抓住墙壁上的扶手，使身体站起来。

　　③用健侧手提起患侧腿移出浴盆。

　　④再用健侧手按到椅座上，健肢脚踏在地板上，身体移到轮椅上坐下。

第七章　老人心理健康和临终关怀与护理

☞ 老人心理健康

☞ 临终关怀与护理

第一节 老人心理健康

一、心理与生理健康的关系

不少人认为生理健康和心理健康是两个没有关系的概念，实际上，这是不正确的。在现实生活中，心理健康和生理健康是互相联系、互相作用的，心理健康每时每刻都在影响人的生理健康。如果一个人性格孤僻，心理长期处于一种抑郁状态，就会影响体内激素分泌，使人的抵抗力降低，疾病就会乘虚而入。一个原本身体健康的人，如果老是怀疑自己得了什么疾病，就会整天郁郁寡欢，最后真的导致一病不起。

因此在日常生活中，一方面应该注意合理饮食和身体锻炼，另一方面要陶冶自己的情操、开阔自己的心胸，避免长时间处在紧张的情绪状态中。养老护理员要告知老人如果感到自己的心情持续不快时，要及时进行心理自我调适，必要时到心理门诊或心理咨询中心接受帮助，以确保心理和生理的全面健康。

二、老人容易出现的几种心理想法

①退休后经济收入减少，社会地位逐渐下降，觉得不再受别人的重视和尊重，因此会产生消极失落、自卑心理，对生活变得大为不满、爱发牢骚、对事情总是埋怨、斥责子女和亲属甚者自暴自弃等。

②因为子女离家工作、身体患有疾病，而对生活失去信心，对未来失去信心，甚至对生活前景感到悲观。

③退休以后，在家无所事事闲着无聊，也没有什么经济上的收入，因此会觉得自己对家庭和社会没有用处，成了累赘，进而看低自己。

④退休后，对社会产生反感态度，对事物存有偏见，因而不愿和人交往，封闭自己，进而出现孤独无助感。

⑤因为缺少规律的生活，又很少参加群体活动，或是家庭中夫妻关系、亲子关系不和，生活没有愉悦感，诱发各种精神障碍，如

神经衰弱、焦虑症、抑郁症、疑病症、恐惧症、强迫症、癔症等。

三、人到老年的五种心理变化

人到老年心理会产生五种变化，如图7-1所示。

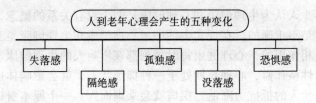

图 7-1　人到老年心理会产生的五种变化

所有这些心理变化，都属于有害情绪，如同一颗"定时炸弹"，随时都可能"引爆"出严重的身心疾病。

现代医学研究证明，老年人50%～80%的疾病属于身心疾病，即心理失调引起的疾病，如冠心病、高血压、消化性溃疡、神经衰弱等。

四、影响老人心理健康的因素

老化情绪是老人对各种事物变化的一种特殊的精神神经反应，这种反应因人而异，表现复杂多变，严重干扰和损害老人的生理功能、防病能力，影响神经、免疫、内分泌及其他各系统的功能，从而加速衰老和老年性疾病的发生和发展。影响老人心理健康的因素大致有三个方面，如图7-2所示。

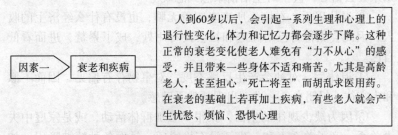

因素一 → 衰老和疾病

人到60岁以后，会引起一系列生理和心理上的退行性变化，体力和记忆力都会逐步下降。这种正常的衰老变化使老人难免有"力不从心"的感受，并且带来一些身体不适和痛苦。尤其是高龄老人，甚至担心"死亡将至"而胡乱求医用药。在衰老的基础上若再加上疾病，有些老人就会产生忧愁、烦恼、恐惧心理

图 7-2　影响老人心理健康的因素

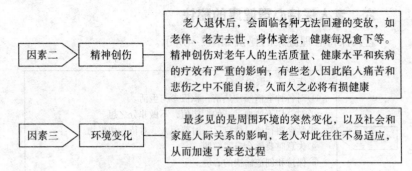

| 因素二 | 精神创伤 | 老人退休后，会面临各种无法回避的变故，如老伴、老友去世，身体衰老，健康每况愈下等。精神创伤对老年人的生活质量、健康水平和疾病的疗效有严重的影响，有些老人因此陷入痛苦和悲伤之中不能自拔，久而久之必将有损健康 |

| 因素三 | 环境变化 | 最多见的是周围环境的突然变化，以及社会和家庭人际关系的影响，老人对此往往不易适应，从而加速了衰老过程 |

图7-2 影响老人心理健康的因素（续）

五、老人心理健康的标准

老人心理健康的标准如图7-3所示。

标准一	充分的安全感
标准二	充分地了解自己
标准三	生活目标切合实际
标准四	与外界环境保持接触
标准五	保持个性的完整与和谐
标准六	具有一定的学习能力
标准七	保持良好的人际关系
标准八	能适度地表达与控制自己的情绪
标准九	有限度地发挥自己的才能与兴趣爱好
标准十	在不违背社会道德规范的情况下，个人的基本需要应得到一定程度的满足

图7-3 老人心理健康的标准

六、老人保持心理健康的秘诀

老人保持心理健康的秘诀如图7-4所示。

秘诀一 ▷

> 善待自己，取悦自己。
> ①对各种事情倾注热情，积极参与生活。
> ②对一切不要抱过高的期望值，不做非分之想。
> ③学会明智地对待自己、对待他人、对待一切事物。
> ④失意时要学会自我解脱。
> ⑤保持和创造愉快的心境。
> ⑥适当地赞美自己。
> ⑦在不利的环境面前，学会疏泄自己的消极情绪

秘诀二 ▷

> 心理健康和心理自我调节，关键是自己，记住"一二三四五"。
> 一个中心：以健康为中心。
> 两个要点：潇洒一点，糊涂一点。
> 三个忘记：忘记年龄，忘记疾病，忘记恩怨。
> 四个有：有个老伴、有个老窝、有点老底、有几个老友。
> 五个要：要掉、要俏、要笑、要跳、要聊

秘诀三 ▷

> 克服孤独心理，不要与社会脱节。
> ①不和热点脱节，读书上网。
> ②不和单位脱节，当志愿者。
> ③不和科技脱节，用新玩意。
> ④不和邻里脱节，串门聊天。
> ⑤不和亲友脱节，张罗聚会

秘诀四 ▷

> 忘掉过去、不去攀比、享受今天、展望明天、常怀一颗感恩的心

图7-4 老人保持心理健康的秘诀

七、老人保持良好身心状态的辅导要点

养老护理员应多观察一下老人的身心状态，以便在适当的时候给予心理辅导，让老人保持良好的身心状态。养老护理员可以从图7-5所示的几个方面来开导老人。

要点一	心胸豁达，知足常乐。在长期的医疗实践中发现，长寿老人往往都能做到胸怀开朗、处事热情、善解人意，他们与世无争，感到自己生活很充实、很满足
要点二	面对现实，走出误区。作为老人本身，应端正心态，接受现实，不论遇到什么困难，一定要对生活抱一种现实的积极态度，自己关心自己、宽慰自己，设法保持心理平衡。老人应积极而适量地参加一些社会活动，培养广泛的兴趣爱好（如书法、音乐、戏剧、绘画、养花、集邮等）。人老了，空闲时间多了，可借此多学一些东西，培养多种兴趣和爱好，以陶冶情操，处理好各方面的人际关系（包括家庭成员、亲朋好友等），做到与众同乐，喜当"顽童"
要点三	结交知音（包括青少年朋友、异性朋友），经常谈心。老人难免会遇到一些不愉快的事，常在知音好友中宣泄、排解，互相安慰，交流怀古，有助于心情舒畅，对保持心理平衡起到重要的作用

图7-5　让老人保持良好身心状态的辅导要点

第二节　临终关怀与护理

一、临终和临终关怀的定义

　　一般由于疾病末期或意外事故造成人体主要器官的生理功能趋于衰竭，生命活动走向完结，死亡不可避免将要发生的时候，可称为临终，这是生命活动的最后阶段。通常为诊断生命只有6个月或不足6个月的病人。

　　临终关怀主要是运用医学、护理学、社会学、心理学等多学科理论与实践知识，为临终患者及其家属提供的全面照护，其目的是使临终患者能够舒适、安详、有尊严、无痛苦地走完人生的最后旅程，同时使临终患者家属的身心得到保护和慰藉。

二、临终老人生活护理的基本要求

1.创造清洁、整齐、安静的休息环境

① 温度、湿度适宜。保持室内空气新鲜，冬季温度以20℃～22℃为宜，湿度以50%～60%为宜，根据老人的需要和天气的变化，可以做适当调整。

②居室通风。居室每日要开窗通风，通风时不要直吹老人，如居室位置不好安排，靠窗边的老人容易吹风，可用窗帘遮挡。

③居室清洁。居室内、外、卫生间按时打扫，保持清洁，床单、被套应随时清洗更换，便器不要放在床边，用后及时倾倒，有引流者，应在规定时间更换引流用具。

④物品摆放整齐，暂时不用的衣物存放在衣柜内或由其家属带回，室内应适当放置一些花卉，给老人一种温馨、舒适感。

⑤居室安静。护理人员和家属应随时保持环境的安静，做到说话轻、走路轻、操作轻和关门轻，不要在老人面前随便议论病情或他人病情，尊重老人的要求，不要与老人发生争执。

2.护理周到

保持床铺、床单、被套清洁、平整、干燥，发现被污物弄脏后，应及时更换；对于尿失禁者应给予留置导尿；老人出汗时应及时擦干并更换衣服，保持老人皮肤清洁、干燥；每1～2小时为老人翻身或更换体位一次，必要时可用各种护垫加以保护，防止压疮的发生，做到勤翻身、勤换洗、勤整理（床铺）、勤检查和勤按摩；每周2次为老人洗头；每周1～2次为老人沐浴或擦身；每晚用热水为老人泡脚等。

3.保持口腔卫生

每日给老人至少洗漱3次，并应在每次进食后协助老人漱口，危重老人应及时做好口腔护理。

4.观察并记录进食、排泄情况

根据老人病情，可采取自行进食、喂食、管饲，对老人的进食情况进行详细记录。严密观察老人的排泄量，如尿量、痰量、出汗量

及大便次数等。

5.饮食护理

给予临终老人营养丰富，易于咀嚼、消化、吸收的食物，但一定要注意其饮食速度、温度，以防呛噎或烫伤老人。老人需要鼻饲时，应注意观察管道是否通畅，保持食物、鼻饲物品的清洁卫生。

三、不同类型临终老人的护理要点

1.输液老人的护理

为了治疗疾病或补充体内营养，需要为老人输液时，要按护理常规的要求，观察输液情况，仔细观察输液的部位，经常注意针眼处有无水肿、渗血和管接头处有无漏水。要注意滴注的速度，一般每分钟滴注的速度不得多于60滴，以每分钟30～40滴为宜，特殊情况下，要根据滴注的药物而定速度，或遵照医嘱执行。随时观察老人输液的反应，如有心悸、气促或其他不良反应，应及时通知医生给予处理。

2.对谵语和躁动老人的护理

临终老人由于大脑软化和临终前大脑抑制功能降低，可出现谵语和躁动，也是病情危重的征象。对这类老人应加强保护，注意安全，床边加用防护栏，以免躁动时发生坠床、摔伤。有谵语时，最好请家属共同陪伴老人，并给予家属安慰。躁动时，还应防止输入液体的导管被脱出。

3.对患晚期癌症老人的护理

要协助医护人员按计划给予患者服用止痛剂，同时做好心理安慰工作。患者疼痛出汗时，要及时擦干汗液、更换内衣，并加强防护，防止发生意外。

四、要密切观察临终老人的体温、脉搏、呼吸变化

要遵照医嘱及时为临终老人测量体温、脉搏、呼吸，发现异常时及时报告医生。如果患者体温持续偏低，维持在36℃以下，并且

脉搏细弱、呼吸节律不齐，或出现呼吸暂停、血压持续偏低、收缩压低于90mmHg，这都是生命垂危的表现，应引起高度重视。当患者出现呼吸异常时，应立即给予氧气吸入。为保持呼吸道通畅，应备好吸引器。

五、临终老人的护理

在临终这一阶段，老人的心态变化较复杂，往往出现否认、愤怒、协议、抑郁、接受五个时期，见表7-1。在满足老人基本生理需要的基础上，尽量满足老人的心理需要。心理反应过程因人而异，五个阶段发生的时间和顺序并没有一定的规律，有时会同时发生，有时会重复发生，或停留在某个阶段。

表 7-1　不同时期临终老人的护理

时期	表现及护理	具　体　说　明
否认期	老人的表现	当老人知道自己病重面临死亡时，内心痛苦，否认，不相信，不接受现实。否认期持续时间因人而异
	护理措施	①护理员应具有真诚、忠实的态度，不要揭穿病人的防卫机制，也不要欺骗病人，让病人告诉你他所知道的情况，坦诚温和地回答病人对病情的询问，且注意医护人员对病人病情的言语一致性。 ②经常陪伴在病人身旁，仔细倾听，适当表达同情。让病人知道你愿意和他一起讨论他所关心的问题，更重要的是让他感到他并没有被抛弃，而是时刻受到护理员的关心。 ③在与病人的沟通中，护理员要注意自己的言行，尽量使用对方的话，在交谈中因势利导，循循善诱，使病人逐步面对现实
愤怒期	老人的表现	当病人经过短暂的否认而确定无望时，一种愤怒、妒忌、怨恨的情绪油然而起"为什么是我?这太不公平了"，于是把不满情绪发泄在接近他的医护人员及亲属身上
	护理措施	对临终病人的这种"愤怒"，应该看成是正常的适应性反应，是一种求生无望的表现。作为护理人员要谅解、宽容、安抚、疏导病人，让其倾诉内心的忧虑和恐惧，这样对病人有益，切不可以"愤怒"回击愤怒

续表 7-1

时 期	表现及护理	具 体 说 明
协议期	老人的表现	老人经过一段时间的心理适应，暂时由愤怒转为平静。为了延续生命，老人开始关注自己的病情并抱有希望，积极配合治疗
	护理措施	应尽可能地满足病人的需要，即使难以实现，也要做出积极努力的姿态
抑郁期	老人的表现	老人知道自己的身体状况逐渐恶化向死亡临近，会失落、伤感、哭泣等
	护理措施	①护理员应多给予同情和照顾，经常陪伴病人，允许其用不同的方式宣泄情感，如忧伤、哭泣等。 ②给予精神支持，尽量满足病人的合理要求，安排亲朋好友见面、相聚，并尽量让家属陪伴身旁。 ③注意安全，预防病人的自杀倾向。 ④若病人因心情忧郁忽视个人清洁卫生，护理员应协助和鼓励病人保持身体的清洁与舒适
接受期	老人的表现	老人对即将面临的死亡有所准备，开始处理一切未完事宜，身心极度疲劳衰弱，常处于嗜睡状态
	护理措施	①尊重病人，不要强迫与其交谈，给予临终病人安静、明亮、单独的环境，减少外界干扰。 ②继续保持对病人的关心、支持，加强生活护理，让其安详、平静地离开人间，并尽量让家属陪伴其身旁

六、濒临死亡的体征观察

1.濒临死亡期（临终状态）

濒临死亡期是一种临终状态，此期各个系统的功能严重衰竭，表现意识模糊或消失、反应迟钝、心跳减弱、血压下降、呼吸微弱或出现潮式呼吸。潮式呼吸是指由浅慢到深快，再由深快到浅慢的呼吸，之后呼吸暂停一段时间，再开始上述新的周期性呼吸。

2.临床死亡期

心跳、呼吸完全停止，瞳孔散大固定，各种反射消失。大脑处于深度抑制状态，机体内各种组织细胞仍有微弱而短暂的代谢活动（持续5~6分钟）。

3.生物学死亡期

生物学死亡期是死亡过程的最后一个阶段，指全脑死亡、细胞死亡或分子死亡。此期人体的整个中枢神经系统和各个器官的新陈代谢相继停止，机体不能再复活，即呼吸、心跳停止后大脑的死亡，会发生尸冷、尸斑、尸僵、尸体腐败的相应变化（死后6~10小时出现）。

七、遗体照料

1.做好遗体照料的意义

①做好遗体照料是对老年人本身人格的尊重。

②做好遗体照料是对老年人家属心灵的安慰。

③做好遗体照料是对老年人实施护理的最后步骤。

2.遗体料理操作要求

①医生证明确已死亡，方可进行遗体料理。

②拔除各种管，并防止体液外流。

③放平遗体，垫枕头，避免面部瘀血。

④有义齿代为装上，闭合双眼及口唇。

⑤清洁身体：清洁遗体的目的是使遗体整洁，外观良好，易于辨认，安慰家属，减轻哀痛。

⑥更换衣服，整理遗容。

3.遗体料理和清洁的步骤

①遗体料理的操作流程如图7-6所示。

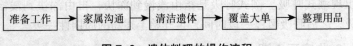

图7-6　遗体料理的操作流程

②清洁遗体的步骤如图7-7所示。

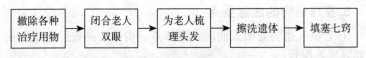

图 7-7　清洁遗体的步骤

4.遗体料理中的注意要点

①严肃认真、一丝不苟，按照家属意愿进行。

②填塞七窍时避免填塞物外露。

③注意减少对邻里的打扰。

④对社会负责。

⑤妥善料理遗嘱和遗物。

八、整理遗物

1.整理遗物的原则

①物品要两人清点后交给家属。

②贵重物品由家属直接保管。

③传染病者，应将物品单独放置，按规定销毁。

2.整理遗物的方法

①确定整理遗物的时机。

②清点遗物。

③登记。

3.整理遗物的要求

①整理遗物要认真，易损物品轻拿轻放。

②登记要正确、全面，并签全名。

4.遗物整理的步骤

整理遗物的步骤如图7-8所示。

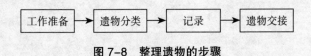

图 7-8　整理遗物的步骤

5.整理遗物的注意要点

①老年人遗物需两人同时在场清点，贵重物品先行记录并由主管领导妥善保管。

②遗物清单至少保存一年。

附录　养老护理员国家职业标准（2011年修订）（节选）

职业定义：对老年人生活进行照料、护理的服务人员。

1　基本要求

1.1　职业道德

1.1.1　职业道德基本知识

1.1.2　职业守则

① 尊老敬老，以人为本。

② 服务第一，爱岗敬业。

③ 遵章守法，自律奉献。

1.2　基础知识

1.2.1　老年护理基础知识

① 老年人生理、心理特点。

② 老年人的护理特点。

③ 老年人常见疾病护理知识。

④ 老年人饮食种类及营养需求。

⑤ 老年人一般情况观察方法。

⑥ 老年人护理记录方法。

⑦ 老年人基本救助方法。

⑧ 老年人常见冲突和压力处理方法。

1.2.2　安全卫生、安全保护知识

① 老年人安全防护规范及相关知识。

② 老年人卫生防护知识。

③ 老年人环境保护知识。

④ 老年人居室整理及消毒隔离知识。

1.2.3　养老护理员职业工作须知、服务礼仪和个人防护知识

① 养老护理员职业工作知识。

② 养老护理员服务礼仪规范。

③ 养老护理员个人防护知识。

1.2.4　相关法律、法规知识

①《中华人民共和国老年人权益保障法》相关知识。

②《中华人民共和国劳动法》相关知识。

③《中华人民共和国劳动合同法》相关知识。

④《中华人民共和国消防法》相关知识。

2 工作要求

2.1 初级养老护理员（附表）

附表 养老护理员工作要求

职业功能	工作内容	技能要求	相关知识
一、生活照料	（一）饮食照料	1.能为老年人摆放进食体位。 2.能帮助老年人进食进水。 3.能观察老年人进食进水的种类和量，报告并记录异常变化。 4.能根据已知老年人常见病情况发放治疗饮食	1.老年人进食体位摆放方法及要求。 2.老年人进食进水方法及观察。 3.老年人吞咽困难、进食呛咳观察要点。 4.老年人治疗饮食发放有关知识
	（二）排泄照料	1.能帮助老年人如厕。 2.能帮助卧床老年人使用便器排便。 3.能为老年人更换尿布、纸尿裤等。 4.能采集老年人的二便标本。 5.能观察老年人排泄物的性状、颜色、次数及量，报告并记录异常变化。 6.能在老年人呕吐时变换其体位。 7.能使用开塞露辅助老年人排便	1.老年人胃肠及排二便活动基本知识及观察要点。 2.二便标本采集方法。 3.便器与纸尿裤使用方法。 4.呕吐体位变换要求及注意事项。 5.开塞露使用注意事项
	（三）睡眠照料	1.能为老年人布置睡眠环境。 2.能观察老年人睡眠状况，报告并记录异常变化	1.老年人睡眠生理知识及观察要点。 2.老年人睡眠照料基本知识

续附表

职业功能	工作内容	技能要求	相关知识
一、生活照料	（四）清洁照料	1.能为老人整理、更换床单。 2.能为老年人洗脸、洗手、洗脚、洗澡（淋浴、盆浴、擦浴）、剃胡须、修剪指（趾）甲，并整理仪容。 3.能为老年人清洁口腔。 4.能为老年人摘戴义齿，并清洗。 5.能为老年人清洁会阴部。 6.能为老年人翻身，并观察皮肤变化，报告并记录异常变化。 7.能为老年人更衣	1.老年人清洁照料知识。 2.老年人口腔卫生及义齿的一般养护知识。 3.女性老年人会阴清洁注意事项。 4.老年人床上洗浴要求及注意事项。 5.老年人褥疮预防知识及观察要点。 6.老年人更衣要求
	（五）安全保护	1.能协助老人正确使用轮椅、拐杖等助行器。 2.能对老人进行扶抱搬移。 3.能正确使用老人保护器具。 4.能预防老人走失、摔伤、烫伤、互伤、噎食、触电及火灾等意外事故	1.轮椅、拐杖等助行器使用操作知识。 2.扶抱搬移方法。 3.相关保护器具应用操作知识。 4.预防意外事故的相关知识
二、基础护理	（一）用药照料	1.能查对并帮助老年人服药。 2.能观察老年人用药后的反应，记录并及时报告	1.用药基本知识及观察要点。 2.药物保管知识及注意事项
	（二）冷热应用护理	1.能使用热水袋为老年人保暖。 2.能为老年人进行湿热敷。 3.能观察老年人皮肤异常变化，记录并报告	1.老年人使用热水袋知识及注意事项。 2.老年人湿热敷知识及注意事项。 3.老年人皮肤观察知识
	（三）遗体照料	1.能清洁遗体。 2.能整理遗物	1.老年人遗体清洁注意事项。 2.老年人遗物整理注意事项

续附表

职业功能	工作内容	技能要求	相关知识
三、康复护理	（一）康乐活动照护	1. 能教老年人手工活动，如夹豆、搭积木等。 2. 能为老年人示范娱乐活动，如拍手、传球、唱歌、听音乐等	1. 老年人手工活动示范方法。 2. 文体娱乐活动实施方法
	（二）活动保护	1. 能教老年人使用轮椅、拐杖等助行器进行活动。 2. 能使用轮椅辅助老年人进行活动。 3. 能使用轮椅、平车等工具转动搬移老年人	1. 轮椅、拐杖等助行器使用操作方法及注意事项。 2. 老年人扶抱搬移方法及注意事项。 3. 老年人相关保护用具应用操作知识。 4. 防跌倒措施知识及户外活动注意事项